NEW MEDICAL MANAGEMENT

夢を叶える「医療事務のしごと」超入門

医療コンサルタント
日本医療報酬調査会
水口錠二
Joji Mizuguchi

ぱる出版

まえがき　～今後、医療が日本を牽引する〝成長産業〟になる⁉

新型コロナウイルスの影響により、各業界の収益構造が大きく変化しています。本書を手にされている皆様の関わられている業界はいかがでしょうか？　本書を手にされている方は、転職などをお考えの方、何となく医療分野に興味を持った方も多くいらっしゃることと思います。

医療関連分野は今後大きく発展することが予想され、ひょっとすると本書が皆様の今後の社会人人生にとって大きな転機になるかもしれません。詳しくは本文で解説していますが、少し医療業界について記載しておきたいと思います。

感染予防や感染拡大の防止から人々の行動パターンが変わり、各産業の収益構造も大きく変化していくことが予測されます。このような中、より安定的な成長が予測される市場に関わりたいと考えられる方々も必然的に多くなります。

これまで日本経済を牽引してきた自動車関連産業や不動産業界もやや陰りを見せていますが、医療関連については安定的な成長を続けています。２０１９年度の総務省統計では、自動車・同付属品製造業（72兆３１０３億円）が前年比マイナス０・３％、不動産（45兆３８３５億円）が前年比マイナス２・５％となる中、医療（43兆３９４９億円）については、０・８％のプラスとなっています。産業別市場規模も、１９９０年に20・６兆円だった規模が２０１９年では倍以上の規模に成長しています。

厚生労働省の予測では、２０４０年では80兆円近くの水準になり、ＧＤＰの約10％を占める規模に成長すると考えられています。更に医療に関連する業界として介護、医薬品、医療機器がありますが、同年の総務省統計では、介護約９・６兆円、医療用医薬品約10・６兆円、医療機器約４・３兆円、ドラッグストア（一般用医薬品）約７・６兆円となっており、医療と合わせると、約80兆円にも上ります。このように、医療を取り巻く業界は既にかなりの市場規模であり、今後も安定的に成長しＧＤＰの中心的な分野となっていくと思われます。

また、医療を担う施設も年々増加し、病院・医科診療所・歯科診療所の総数は17万９４１６件（令和元年10月1日現在）であり、前年比３２６件増加しています。

しかしながら、このように成長を続ける医療業界では問題も山積されており、医療施設が経営的に楽かというとそうでもありません。要因を特定するのは困難ですが、皆保険制度問題（財源など）、経営の不安定、医師の離職率の増加、医療従事者の不足、医療提供体制の変化、診療報酬の引き下げ、等々挙げるとキリが無いほどです。とりわけ医療機関にとって大きいのは、安定的な収益の確保をいかに行い地域医療に貢献していくかは急務であると言えます。

このような側面において事務担当者の担うべき役割はかなり大きく、今後益々市場拡大が確実視される状況下では、優秀な医療従事者、特に経営的な視点を持つ事務職員の確保は必要不可欠と言えます。

本書では、医療機関に貢献できる事務職員に必要な知識等についても幅広く取り上げて解説しています。本書をきっかけに、医療分野に興味を持ち、今後の医療業界で大いに活躍できる人材になられることを切に期待しています。最後になりましたが、本書を発行するにあたりご協力いただきました、医療関係者・出版関係者の方々にお礼を申し上げます。

２０２１年６月吉日

一般社団法人 日本医療報酬調査会 理事　水口錠二

夢を叶える

「医療事務のしごと」

超入門

もくじ

パート1　なぜ、医療事務は人気があるの？　職場となる医療機関のしくみはどうなってるの？

パート2　医療事務にはどんな仕事があるのか

パート3　医療事務に必要な6つの基本

パート4 クラーク業務から高収入も狙える専門コンサルまで 医療事務で食べていく方法は多岐にわたっている！

パート5　医療事務の実務【入門トライ編】

パート6 誰も教えてくれない就活成功マニュアル

パート1

なぜ、医療事務は
人気があるの？
職場となる医療機関のしくみは
どうなってるの？

1 医療事務が人気の理由

◎好不況に関係なく安定した収入が期待できる〝手堅い医療関係の仕事〟のイメージが強い

年代を問わず女性を中心に、ここ数年、医療事務の仕事に注目が集まっています。大手通信教育会社の資料請求ランキングや、大手教育機関（社会人が受講する有料短期講座）の資料請求数、あるいは民間の調査機関による習い事の人気ランキングなどを見ても、医療事務は必ずと言っていいほど上位に位置づけられています。

筆者も大学・専門学校等で、医療事務の講座を担当したことがありますが、最近、開講が多くなっている厚生労働省が実施する求職者支援訓練の講座についても、医療事務に関連する講座が多くの教育機関で開講されています。

中でも、「医療クラーク」や「調剤事務」などの講義も含まれているものが多くなっています。

では、なぜ医療事務は人気があるのでしょうか？

筆者も医療事務を希望する多くの学生、主婦、ＯＬ、ビジネスマンの方の指導に当たたら

医療事務が人気の理由

☑ 安定していそう

☑ 専門職的なイメージがあり、
キャリアアップにつなげられそう

☑ 以前から医療に興味があった

☑ 働く環境が良さそうなイメージがある

☑ 専門知識・スキルさえ身につければ
誰でもできる仕事

☑ 結婚しても続けていけそう

せていただきました。それぞれの方がめざす就職先・転職先・再就職先としての医療事務のイメージはさまざまですが、おおまかに言って、医療事務人気の理由は、次のような点にありそうです。

医療事務が活躍する職場は、病院や診療所など、今後高齢化が進む中でますます社会的なニーズが高まると考えられている医療機関です。

それ以外にも、病院・診療所で処方されたお薬をもらう調剤薬局や介護施設など、社会的になくてはならない医療・福祉施設があります。

そこで働く医療事務の主な仕事は、経営の根幹を成すお金の請求事務である、

- **医療報酬の請求事務**
- **調剤報酬の請求事務**
- **介護報酬の請求事務**

です。

これは、専門の知識とスキルが必要とされるものです。

◎忙しい医師の仕事を助けるのが「医師事務作業補助者」

また、最近増加しているのが医師事務作業補助者と呼ばれる職種です。

医師事務作業補助者は、請求事務を担当する従来の医療事務とは異なり、医師の担当する事務的業務を補助することになります。

一例を挙げると、診断書等医師が記載しなければならない文書を、医師の指示の下に文書の作成を補助したり、診療記録への代行入力を担当します。

このような職種は診療報酬での加算が認められており、多くの医療機関で配置が進んでいます。

なかなかデフレから脱却できず、大企業はいざ知らず、多くの中小企業では給与が伸び悩む中、さらに追い打ちをかけるように今後消費税の増税が予測されるなど、先が見えない社会状況の中で、医療事務という社会的にも認知されている専門スキルを身につけて、安定した仕事を獲得したい、生活の安定を図りたいという人が増えているように思います。

2 忙しすぎる医師をサポートする“医療事務系職員”の仕事が注目されている！

◎効率的な病院経営の現場を作るためには医療事務が果たす役割が高まってきている

医療事務の仕事を理解するためには、まず病院や診療所といった医療機関のしくみについて理解しておく必要があります。そこで働く専門職にはどのようなものがあるのかについての基礎知識を把握した上で、具体的に医療事務の仕事の解説に入っていきたいと思います。

一口に医療事務と言っても、その業務は勤務する医療機関や医療関連施設によってさまざまです。また、調剤薬局や介護関連施設なども広い意味では医療事務的な仕事と言えます。このような施設で働く医療事務の職員は、事務のスペシャリストとして医業経営を支えていくスタッフとなります。厚生労働省がめざしている方向性をみても、平成20年4月に施行された診療報酬改定以降、先にも述べた「医師事務作業補助」の配置を評価しており、それは診療報酬にも反映されています。

さらに以前からは「診療情報管理士」などの配置に関しても診療報酬の加算がされてい

ます。これには、忙しすぎる医師の負担を減らすと同時に、文書管理マネジメントの効率を高める、あるいは診療科によってばらばらであった患者情報の一元化を進めることで、患者が何度もあっちこっちで検査をする弊害をなくすといった目的があります。これはすなわち、今後、医療事務が病院経営の作業効率を高める中で果たす役割が高まるということを示しているのです。

現在の医療業界は多くの課題・問題点を抱えていますが、その一つとして急性期病院における医師の離職率があります。令和2年度に実施された診療報酬改定（2年に1回実施される医療の値段の改定）において、厚生労働省から示された重点課題には次のような記載があります。

【Ⅰ―3 タスク・シェアリング／タスク・シフティングのためのチーム医療等の推進―①】

①医師事務作業補助体制加算の評価の充実

◎第1・基本的な考え方……勤務医の働き方改革を推進し、質の高い診療を提供する観点から、医師事務作業補助体制加算について勤務医の勤務環境に関する取組が推進されるよう、要件及び評価を見直す。

◎第2・具体的な内容……1．勤務医の働き方改革を推進し、質の高い診療を提供する観点から、医師事務作業補助体制加算について、算定が可能な病棟等を拡大するとともに、評価の見直しを行う。
このように直近の診療報酬改定でも医師の負担軽減に対して一定の効果があると判断され、さらなる医師事務作業補助者の配置を推進していることがわかります。これは平成20年度に実施された「検証部会調査　病院勤務医の負担軽減の実態調査」より作成された次頁のグラフが関係しています。少し古い資料ですが、現状は10年経った今でも大きな変化はありません。

このグラフを見ると一目瞭然ですが、「診断書、診療録・処方箋の記載」、「主治医意見書の記載」、「診察や検査等の予約オーダリングシステム入力や電子カルテ入力」、が高い数値を示しています。医師はこのような業務を負担と感じており、前述した「医師事務作業補助者」の配置が推進されていることにつながっていきました。

医療機関で医師が担う業務と責任は想像する以上に多く重大で、医師には医療に専念してもらう環境整備が必要であると言えます。

このような体制が整備されない環境下では医師の離職率も高くなり、質が高く、安定した医療を提供することができなくなり、最悪の場合、地域医療の崩壊につながります。

事実、いくつかの公的医療機関が閉鎖などに追い込まれています。要因としては、医師の確保以外にも経営悪化なども挙げられますが、このような状況を改善していくためにもさら

医師が負担が重いと感じる業務

○具体的な業務では、診断書、主治医意見書の記載等、事務作業と、検査の手順等の患者への説明業務が負担が重いと感じるようであった。
○診断書の記載等の事務作業に関する業務分担の進捗状況は 29.4%であった。検査等の説明に関しては 11.0%と低かった。

医師にとって負担が重いと感じる具体的な業務と
業務分担を進めたもの（医師のみ, n=4227）

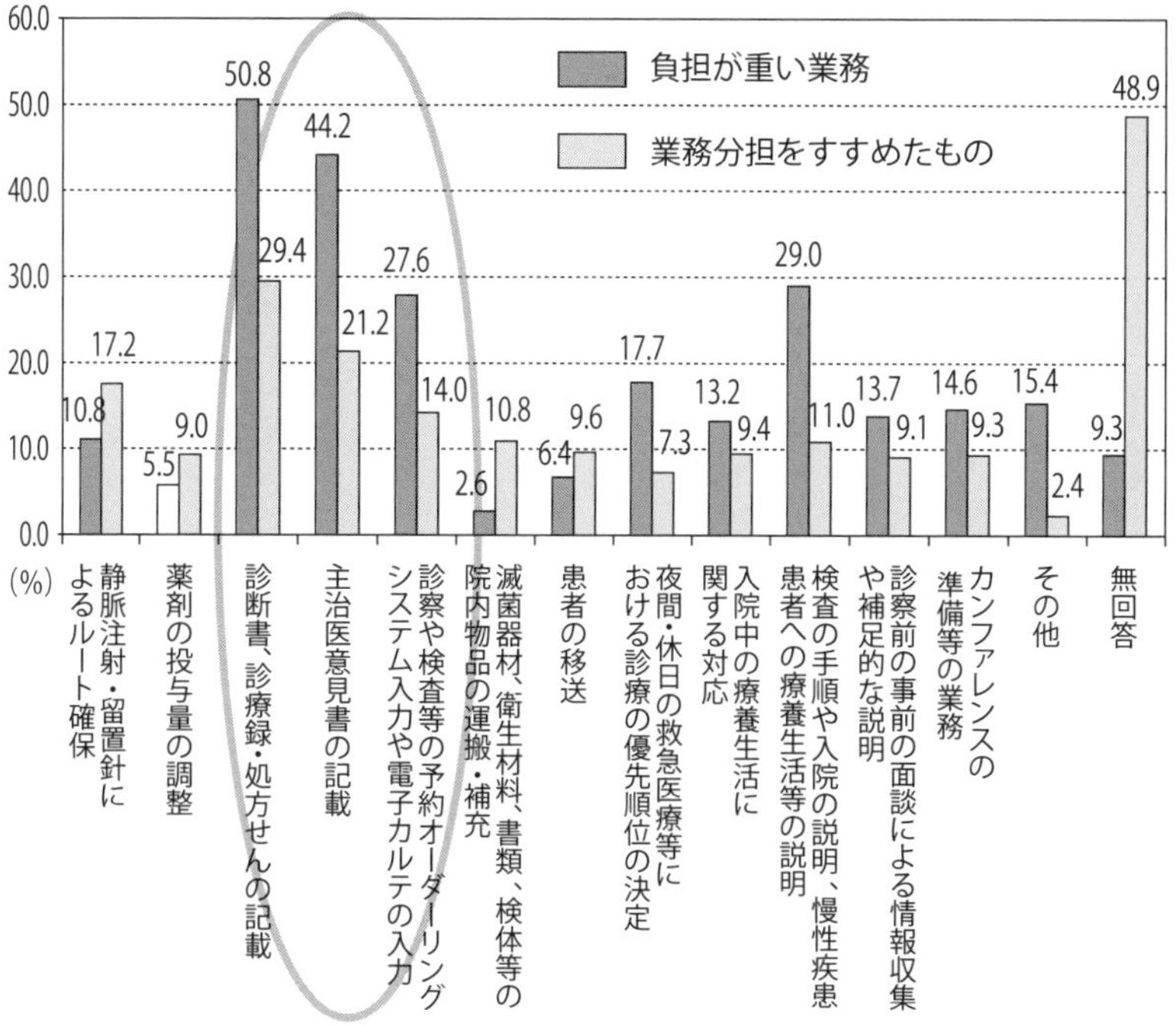

●出典：平成20年度検証部会調査「病院勤務医の負担軽減の実態調査」より作成

なる環境改善が急務であり、その中で医療事務系職員が担う役割も重要であると言えます。

◎高齢化に伴い医療費は年々増大している

次に経営的な側面から医療機関を見てみたいと思います。日本の医療費を見ると年間で約43・6兆円（令和元年）にも達しています。２０２５年頃には54兆円を突破するとの推計も出ています。この統計には介護分野は含まれていませんが、介護も同様にさらに増加していくことが予想されます。

このように、医療・介護の分野は今後益々拡大し、そこで勤務する従業員も増加していくことになります。当然のこととして事務職員も必要性が高まります。

しかし、医療市場が拡大するからといって医療機関の運営が楽かというと必ずしもそうとは言えません。度重なる診療報酬（医療機関が請求する医療費）の引き下げや、制度改定等の影響により多くの医療機関は運営に苦戦しています。

22頁～23頁の表は令和元年に実施された「第22回医療経済実態調査（医療機関等調査）報告」です。この表をご覧いただくと医療機関の経営が厳しい状態にあることがおわかりいただけると思います。

この表の中で特に注目していただきたいのは、損益差額の欄です。医療法人、国立、公

立、いずれの医療機関をみても前々年度と前年の比較では経営が悪化しています。しかも国立や公立の医療機関では赤字となっています。

各医療機関は厳しい状況を乗り切るために、業務の効率化を進めるなどのさまざまな対策を採っています。一般的な企業であれば人員削減などの手法も検討されると思いますが、医療機関には医療法に基づく人員配置が定められています。

例えば、一般的な病院の場合は、入院患者16人に対して1人以上の医師を配置しないといけないなどと定められています。

このような基準は医療機関の状況によって異なりますが、基準を満たさないと医療機関として許可されなくなり、保険診療をおこなうことができなくなります。

したがって、安易な人員整理はできず、経営上も高水準な人件費比率となることが多くなります。このような環境下において経営にも携わる医療事務職員は重要な業務を担当することになります。

このような背景から医療業界では、質の高い医療事務職員を望む声が日に日に高まっていると言えます。

（1施設当たり損益）

法人・その他									
国　立					公　立				
金　額		構成比率		金額の伸び率	金　額		構成比率		金額の伸び率
前々年(度)	前年(度)	前々年(度)	前年(度)		前々年(度)	前年(度)	前々年(度)	前年(度)	
千円	千円	%	%	%	千円	千円	%	%	%
7,341,216	**7,516,475**	100.0	**100.0**	2.4	4,775,411	**4,852,409**	99.9	**99.9**	1.6
5,094,022	**5,154,515**	69.4	**68.6**	1.2	3,206,161	**3,249,645**	67.1	**66.9**	1.4
5,040,172	**5,101,758**	68.6	**67.9**	1.2	3,148,896	**3,192,177**	65.9	**65.7**	1.4
43,325	**43,870**	0.6	**0.6**	1.3	26,787	**26,889**	0.6	**0.6**	0.4
10,524	**8,887**	0.1	**0.1**	-15.6	30,478	**30,579**	0.6	**0.6**	0.3
120,490	**124,598**	1.6	**1.7**	3.4	43,877	**45,031**	0.9	**0.9**	2.6
1,884,892	**1,941,605**	25.7	**25.8**	3.0	1,365,451	**1,394,163**	28.6	**28.7**	2.1
1,858,783	**1,914,321**	25.3	**25.5**	3.0	1,339,180	**1,367,667**	28.0	**28.2**	2.1
10,558	**11,195**	0.1	**0.1**	6.0	8,755	**8,527**	0.2	**0.2**	-2.6
15,551	**16,088**	0.2	**0.2**	3.5	17,515	**17,969**	0.4	**0.4**	2.6
241,812	**295,758**	3.3	**3.9**	22.3	159,922	**163,570**	3.3	**3.4**	2.3
959	**969**	0.0	**0.0**	1.0	4,505	**3,710**	0.1	**0.1**	-17.6
7,496,780	**7,691,355**	102.1	**102.3**	2.6	5,400,160	**5,498,066**	113.0	**113.2**	1.8
3,921,460	**3,962,174**	53.4	**52.7**	1.0	2,854,624	**2,912,129**	59.7	**60.0**	2.0
1,087,442	**1,123,966**	14.8	**15.0**	3.4	658,010	**672,904**	13.8	**13.9**	2.3
71,513	**72,068**	1.0	**1.0**	0.8	24,269	**24,306**	0.5	**0.5**	0.2
794,527	**799,183**	10.8	**10.6**	0.6	502,640	**501,518**	10.5	**10.3**	-0.2
471,819	**500,567**	6.4	**6.7**	6.1	406,001	**425,032**	8.5	**8.8**	4.7
377,856	**367,941**	5.1	**4.9**	-2.6	401,155	**393,879**	8.4	**8.1**	-1.8
126,191	**130,644**	1.7	**1.7**	3.5	152,495	**154,233**	3.2	**3.2**	1.1
152,486	**123,706**	2.1	**1.6**	-18.9	188,564	**182,923**	3.9	**3.8**	-3.0
295,234	**301,516**	4.0	**4.0**	2.1	170,096	**175,457**	3.6	**3.6**	3.2
94,216	**96,002**	1.3	**1.3**	1.9	47,626	**49,707**	1.0	**1.0**	4.4
62,439	**59,636**	0.9	**0.8**	-4.5	28,726	**29,834**	0.6	**0.6**	3.9
414,075	**496,798**	5.6	**6.6**	20.0	235,979	**244,111**	4.9	**5.0**	3.4
62,853	**67,142**	0.9	**0.9**	6.8	147,385	**148,732**	3.1	**3.1**	0.9
-154,605	**-173,910**	-2.1	**-2.3**	—	-620,243	**-641,947**	-13.0	**-13.2**	—
165,660	**176,058**	2.3	**2.3**	6.3	759,843	**765,964**	15.9	**15.8**	0.8
134,255	**207,404**	1.8	**2.8**	54.5	201,796	**206,86**	4.2	**4.3**	2.5
-123,200	**-205,257**	-1.7	**-2.7**	—	-62,197	**-82,845**	-1.3	**-1.7**	—
0	**0**	0.0	**0.0**	—	1,142	**1,159**	0.0	**0.0**	1.5
-123,200	**-205,257**	-1.7	**-2.7**	—	-63,339	**-84,004**	-1.3	**-1.7**	—
22		—	**—**	—	152		—	**—**	—
356	**355**	—	**—**	—	232	**230**	—	**—**	—

●令和元年11月中央社会保険医療協議会
第22回医療経済実態調査（医療機関等調査）報告、平成29年度実施より

病院経営の実態は厳しくなっている

一般病院　（集計１）

	法人・その他				
	医療法人				
	金　額		構成比率		金額の伸び率
	前々年(度)	前年(度)	前々年(度)	前年(度)	
	千円	千円	%	%	%
Ⅰ　医業収益	1,849,486	**1,874,413**	99.7	**99.8**	1.3
１．入院診療収益	1,289,950	**1,310,547**	69.6	**69.8**	1.6
保険診療収益	1,255,715	**1,275,686**	67.7	**67.9**	1.6
公害等診療収益	11,741	**12,261**	0.6	**0.7**	4.4
その他の診療収益	22,494	**22,599**	1.2	**1.2**	0.5
２．特別の療養環境収益	17,550	**17,115**	0.9	**0.9**	-2.5
３．外来診療収益	488,844	**492,499**	26.4	**26.2**	0.7
保険診療収益	467,514	**471,191**	25.2	**25.1**	0.8
公害等診療収益	6,016	**5,881**	0.3	**0.3**	-2.2
その他の診療収益	15,314	**15,426**	0.8	**0.8**	0.7
４．その他の医業収益	53,142	**54,252**	2.9	**2.9**	2.1
Ⅱ　介護収益	5,097	**3,719**	0.3	**0.2**	-27.0
Ⅲ　医業・介護費用	1,807,088	**1,825,228**	97.4	**97.2**	1.0
１．給与費	1,043,509	**1,064,001**	56.3	**56.7**	2.0
２．医薬品費	157,178	**153,064**	8.5	**8.1**	-2.6
３．給食用材料費	19,575	**19,950**	1.1	**1.1**	1.9
４．診療材料費･医療消耗器具備品費	146,703	**148,215**	7.9	**7.9**	1.0
５．委託費	102,795	**104,146**	5.5	**5.5**	1.3
６．減価償却費	74,592	**73,871**	4.0	**3.9**	-1.0
（再掲）建物減価償却費	24,036	**23,638**	1.3	**1.3**	-1.7
（再掲）医療機器減価償却費	16,498	**17,140**	0.9	**0.9**	3.9
７．設備関係費	89,646	**88,380**	4.8	**4.7**	-1.4
（再掲）設備機器賃借料	21,726	**21,581**	1.2	**1.1**	-0.7
（再掲）医療機器賃借料	13,289	**12,967**	0.7	**0.7**	-2.4
８．経費	125,852	**127,757**	6.8	**6.8**	1.5
９．その他の医業費用	47,237	**45,846**	2.5	**2.4**	-2.9
Ⅳ　損益差額（Ⅰ＋Ⅱ－Ⅲ）	47,495	**52,903**	2.6	**2.8**	－
Ⅴ　その他の医業・介護関連収益	42,229	**41,640**	2.3	**2.2**	-1.4
Ⅵ　その他の医業・介護関連費用	47,985	**38,346**	2.6	**2.0**	-20.1
Ⅶ　総損益差額（Ⅳ＋Ⅴ－Ⅵ）	41,739	**56,197**	2.3	**3.0**	－
Ⅷ　税金	13,027	**14,720**	0.7	**0.8**	13.0
Ⅸ　税引後の総損益差額（Ⅶ－Ⅷ）	28,711	**41,477**	1.5	**2.2**	－
施設数	443		－	**－**	－
平均病床数	130	**129**	－	**－**	－

（注）1.構成比率は「Ⅰ　医業収益」と「Ⅱ　介護収益」を合算した金額に対する各収益科目、又は費用科目の割合である。（以下同様）
2.「国立」とは、国、独立行政法人国立病院機構、国立大学法人、独立行政法人労働者健康安全機構、国立高度専門医療研究センター、独立行政法人地域医療機能推進機構である。（以下同様）
3.「公立」とは、都道府県立、市町村立、地方独立行政法人立病院である。（以下同様）

3 医療事務として働く〝職場〟となる診療所や病院のしくみはどうなっているの？

◎病床数（ベッド数）の違いによって呼び方にも違いが出てきます

医療業界ではさまざまな専門職が働いています。各職種の業務を理解することは、事務職として仕事に携わる上でとても重要となります。

個々の専門職について追い追い述べたいと思いますが、ここでは、その前にそうした専門職が働く現場となる、病院のしくみ、おおまかな組織について見ていきましょう。

◎病院と診療所の違い

まず、医療のしくみの基礎ですが、病院と医院・クリニック等と呼ばれる診療所の違いについてです。

これら医療施設に関する決まり・定義は、医療法により定められています。

それは、医療提供施設に対しての人員配置・設備構造・管理体制など、医療をおこなう上での基本的なことです。

病院の組織（例）

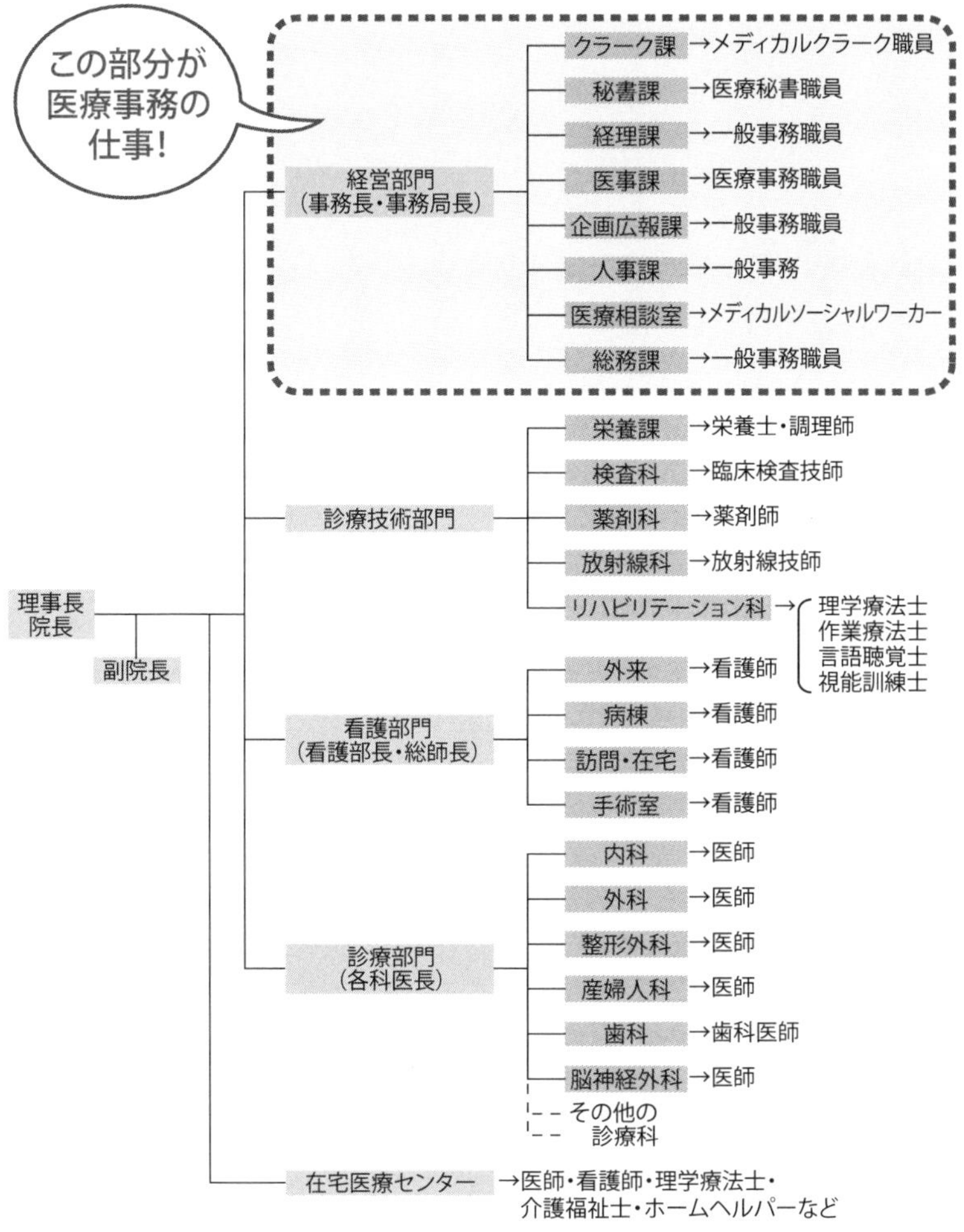
この部分が医療事務の仕事！
理事長
院長
副院長
経営部門（事務長・事務局長）
クラーク課 →メディカルクラーク職員
秘書課 →医療秘書職員
経理課 →一般事務職員
医事課 →医療事務職員
企画広報課 →一般事務職員
人事課 →一般事務
医療相談室 →メディカルソーシャルワーカー
総務課 →一般事務職員
診療技術部門
栄養課 →栄養士・調理師
検査科 →臨床検査技師
薬剤科 →薬剤師
放射線科 →放射線技師
リハビリテーション科 →理学療法士 作業療法士 言語聴覚士 視能訓練士
看護部門（看護部長・総師長）
外来 →看護師
病棟 →看護師
訪問・在宅 →看護師
手術室 →看護師
診療部門（各科医長）
内科 →医師
外科 →医師
整形外科 →医師
産婦人科 →医師
歯科 →歯科医師
脳神経外科 →医師
その他の診療科
在宅医療センター →医師・看護師・理学療法士・介護福祉士・ホームヘルパーなど

①診療所

診療所は、患者を入院させるための施設を持たないもの（＝無床診療所という）と、19人以下の患者を入院させるための施設を持つもの（有床診療所）を言います。

令和元年10月現在の医療施設動態調査では、10万２６１６軒（歯科を除く）の診療所があるとされています。

コンビニエンスストアが５万５８６８軒（２０２１年４月現在）と言われていますので、診療所の数はかなり多いことがわかります。

診療所はかかりつけ医的な役割で、通院や在宅医療などの外来診療を主におこなっています。日本医師会ではかかりつけ医について次のように考えています。

「健康に関することを何でも相談でき、必要な時は専門の医療機関を紹介してくれる身近にいて頼りになる医師のこと」

（日本医師会ＨＰより抜粋）

現在の医療を考える上でかかりつけ医は非常に重要な役割を担います。２０１８年診療報酬改定でも診療所の役割を推進していることが伺えます。かかりつけ医等の役割については、厚生労働省の平成17年の資料でも次のように記載されています。

階層型構造の医療提供体制から住民・患者の視点に立った医療連携体制への転換

〔これまでの医療計画の考え方〕

3次医療：先進的な技術や特殊な医療、発生頻度が低い疾病に関するものなどの医療需要に対応した医療

2次医療：入院治療を主体とした医療活動がおおむね完結する医療

1次医療：普段からの健康相談が受けられる、かかりつけ医を中心とした地域医療体制の確立を目指した医療

"現在の医療計画制度の問題点"
（1）患者の実際の受療行動に着目するのではなく、医療提供サイドの視点で構想。
（2）地域の疾病動向を勘案しない量的な視点を中心に構想。
（3）地域の医療機関が担える機能に関係なく、結果として大病院を重視することとなる階層型構造を念頭に構想。

〔新たな医療計画の考え方（イメージ）〕

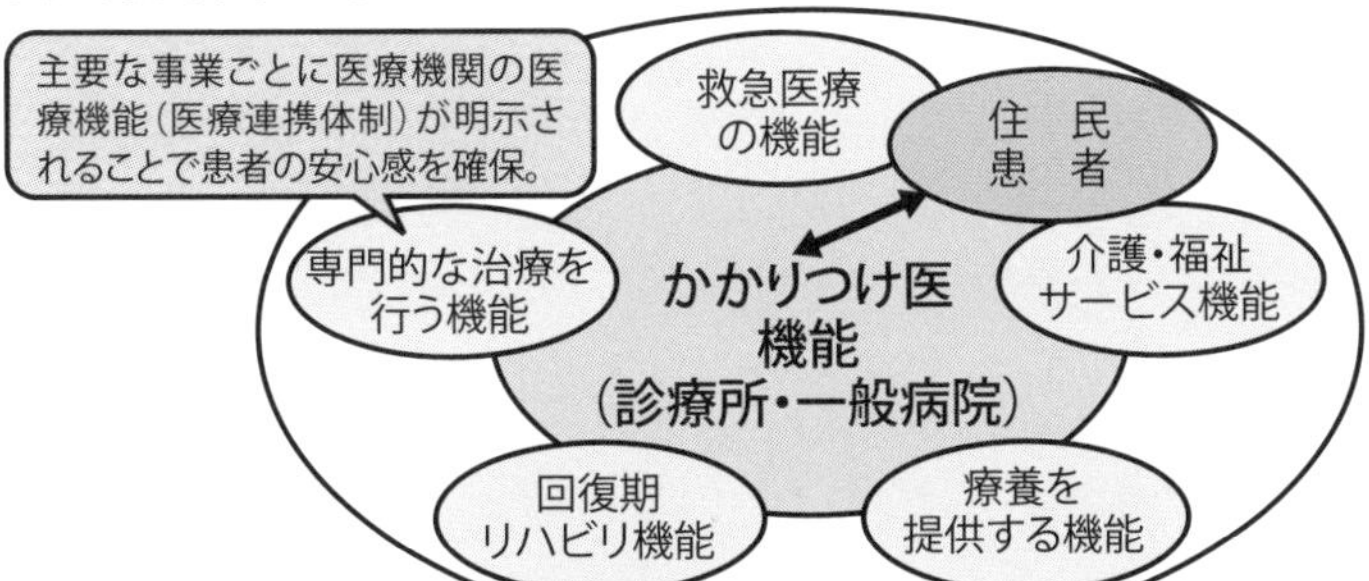

《新たな医療計画制度での医療連携体制の考え方》
（1）患者を中心にした医療連携体制を構想
（2）主要な事業ごとに柔軟な医療連携体制を構想
（3）病院の規模でなく医療機能を重視した医療連携体制を構想

●出典：厚労省政策統括官平成20年４月10日「安心して暮らせる地域づくりにむけて～定住自立圏構想研究会提出資料～」を元に作成

医療連携体制・かかりつけ医、医師確保との関係について

医療提供体制に関する意見（抄）平成17年12月8日 社会保障審議会医療部会

かかりつけ医等の役割

・かかりつけ医について、国民が身近な地域で日常的な医療を受けたり、あるいは健康の相談等ができる医師として、国民にわかりやすくその普及・定着を図る必要がある。かかりつけ歯科医、かかりつけ薬剤師についても、それぞれの役割が果たせるように、その普及・定着を図る必要がある。

・主要な事業ごとの医療連携体制を構築し、地域において実際に連携がなされるためには、かかりつけ医が、患者の病状に応じて適切な医療機関を紹介することをはじめ、常に患者を支える立場に立って重要な役割を担うこと、また、診療時間外においても患者の病態に応じて患者又はその家族と連絡がとれるようにするなど適切に対応すること、が求められる。

・患者の視点に立って、どのようなかかりつけ医の役割が期待されるか、また、その機能を発揮するために、サポート体制を含め何が必要か等、各地域での医療連携が適切に行われるよう、かかりつけ医のあり方について、引き続き検討していく必要がある。

厚生労働省の基本的な考え方としては、いきなり大病院にかかるのではなく、身近なクリニック等でかかりつけ医を持ち、かかりつけ医の判断で必要があれば大病院で受診するということです。

②病院

診療所とは病床数が異なります。20人以上の患者を入院させるための施設を持つ医療施設を病院と言います。病院は、傷病者が、科学的かつ適正な診療を受けることができる便宜を与えることを主な目的として組織され、また運営されるものでなければなりません。医療従事者の人員や設備の基準が定められており、外来診療よりも入院診療に重点が置かれています。医療施設動態調査によると、令和元年10月現在8300軒の病院が全国にあるとされています。医療法上では、地域医療支援病院や高度な医療を提供する病院として、特定機能病院（主に大学病院）などが定められています。

◎病院のしくみ

病院組織は、専門職ごとにいくつかの部門に分かれ、それぞれが連携、協力しながらチーム医療を進めています。一般的に医療事務職員は、経営部門に属する場合が多く医事課と呼ばれる部署で勤務します。事務部門には、一般的に、施設管理課、庶務課、用度課、経理課、人事課、医事課があります。この中の医事課の中には、医療相談室、医事コンピュータ室、病歴管理室＝カルテ管理、病棟クラーク＝病棟業務、入退院事務、受付・外来があります。病院の一般的な組織のしくみは次のようになっています。

経営部門

医療秘書、医療事務、メディカルクラークなどが所属しており、医療機関内の医療事務、一般事務に関する業務全般を担当します。

また、メディカルソーシャルワーカー（ＭＳＷ）も所属し、医療相談室などで患者さんのさまざまな相談を受けます。この部門の長である事務（局）長は、理事長や院長の補佐として、病院経営を担当する重要なポストです。

診療技術部門

栄養士、臨床検査技師、薬剤師、診療放射線技師、理学療法士、作業療法士、言語聴覚士、視能訓練士などが所属します。薬剤科については、薬剤部門として一つの部門で扱う医療機関もあります。薬に関する責任部署です。診療技術部門の従事者は、そのほとんどが国家資格の有資格者で、専門的な業務をおこなっています。

看護部門

看護師、准看護師、看護助手などが配属されています。看護の業務には、直接的看護、間接的看護、診療補助などがあります。

看護部門は、手術室や各病棟単位に分かれており、各々に看護師長が配属されています。また、その上部にはすべての看護部門を取りまとめる総看護師長や看護部長がいます。

診療部門

医師や歯科医師が所属します。医療行為は、医師のみがおこなえることを医師法で定めています。多くの診療科がある医療機関では、診療科ごとに医長や部長が配置されています。

在宅医療センター

介護保険制度の導入により、医療機関でも在宅医療センターを設置し、在宅における医療サービスの提供をおこなっています。高齢化社会に向けて、在宅医療のニーズはますます高まっています。

4 医療機関では、どんな資格を持った専門職と一緒に働くことになるの？

◎医療事務の基礎知識・医療業界の一般常識！ 専門職の資格と仕事の内容とは？

さて、医療事務が働く医療機関（病院・診療所等の医療施設・調剤薬局・介護施設）には、さまざまな専門資格を持った人が働いています。

医療の一般常識としての専門職の仕事内容について、見ていきましょう。実際に医療事務の仕事に就いたときにもきっと役立つはずです。

医師

医師は大きく分類すると『臨床医』と『研究医』に分類されます。

臨床医とは、病院に勤務したり、診療所（医院やクリニック等）を開設し、患者に接しながら病気の治療をおこないます。

最近では、禁煙外来などの予防医療についても担当することが多くなりました。研究医とは、大学や研究所で病気の原因や治療法といった基礎医学の研究をおこなっています。

それ以外にも、監察医務院と呼ばれるような施設で司法解剖と呼ばれるような業務を担当する医師もいます。医師は、医療機関のリーダー的存在であり、すべての医療行為は医師の指示においておこなわれています。

最近では、チーム医療という考え方が定着しています。チーム医療とは医師・看護師・薬剤師・臨床検査技師・診療放射線技師・理学療法士・管理栄養士などの各専門職と連携しながら患者をサポートしていくことを言います。

医師は患者に対しての診療・治療の高度な知識が必要となりますが、判断力・統率力など生命を預かる責任感が求められます。医師の役職については、理事長や院長のほかに診療部長や医長などと呼ばれる医師もいます。

医師になるためには、大学の医学部において6年間学習し、医師の国家試験に合格してから、2年間の初期臨床研修を受けることになります。また、医療機関で勤務する医師は、保険証を活用した診療をすることになりますので、保険医の登録も必要になります。

薬剤師

薬剤師は、病院や診療所、または薬局で医師の処方に基づき薬剤を調剤します。また、薬剤の服用方法や副作用、相互作用など必要な事項を患者に説明する服薬指導なども担当します。最近は調剤薬局なども多くなりましたが、薬局を開設する薬剤師も多くなっています。薬剤師になるには大学の薬学部で6年の教育を受け、その後、国家試験に合格する必要があります。

看護師

看護師は医師の指示に基づき、診療や治療の補助をおこなったり、病気の方に対して看護をおこないます。

内科や外科、産科など勤務する診療科によって業務内容や必要となる知識も異なりますが、最近では専門看護師制度などもでき、今後ますます活躍する場が拡大すると思われます。

全国で約１６６万人（平成28年度）もいる看護職員（保健師・助産師・看護師・准看護師）の多くは病院や診療所で勤務していますが、最近では保健所や介護関連施設、訪問看護ステーションなどにおいて従事する看護師も増加しています。

病院勤務では、24時間体制で患者をサポートする必要があるため、二交代や三交代で勤務することになります。業務がかなりハードであるため体力も必要となり、人を思いやる気持ちや明るい性格なども必要と言えます。看護師になるには看護系大学や専門学校で教育を受け国家試験に合格する必要があります。

団塊の世代が後期高齢者となる平成37年には、看護職員は１９６万人～２０６万人必要であるとされています。就業者数は、年間平均３万人程度増加していますが、このペースで今後増加しても平成37年には３万人～13万人が不足すると考えられています。

今後、必要となる看護職員を着実に確保するために医療現場では「養成促進」「復職支援」「離職防止・定着促進」に取り組んでいます。（厚生労働省ＨＰ、看護職員確保対策より抜粋）

保健師・助産師

保健師は学校や会社、保健所などにおいて人の心と身体の健康を守るために相談や指導をおこないます。病院に勤務する場合は、医師や看護師と連携して看護活動などもおこないます。保健師になるには看護師になってから、さらに養成施設において1年の教育を受ける必要があり、保健士国家試験に合格した場合、保健師免許が授与されます。

助産師も保健師と同様に看護師免許を取得した後、養成施設において1年の教育を受けることが必要です。業務内容としては、母体の医学的な観察・指導・ケアをおこなう助産・新生児の観察など妊婦から出産、育児まで母子の健康を守るのが業務となります。

理学療法士

事故や病気や怪我によって、身体機能に障害を持った人が社会生活を取り戻せるように身体機能の回復を援助するのが理学療法士です。具体的には、歩行などの日常生活動作の回復を目指して訓練を担当します。理学療法士は「ＰＴ（Physical Therapist）」と呼ばれることが多く、高校を卒業後、大学や専門学校において教育を受け国家試験に合格することが必要です。

作業療法士

身体障害者や精神障害、発達障害、老年期障害などを持つ人に対して、機能の回復や機能低下の予防を図るのが作業療法士です。医師や理学療法士、介護福祉士と連携をとり、個人の障害の程度に合わせたリハビリメニューを作成し、工作や手芸などの作業、生活動作の訓練などを担当します。作業療法士は「ＯＴ（Occupational Therapist）」と呼ばれることが多く、高校を卒業後、大学や専門学校において教育を受け国家試験に合格することが必要です。

言語聴覚士

言語障害や難聴、失語、言語発達遅滞など言語聴覚の障害を持つ人に対し、機能障害から生じるコミュニケーション障害の程度を評価して、機能の改善や維持、または代わりになるような訓練を担当します。言語聴覚士は「ＳＴ（Speech Therapist）」と呼ばれることが多く、厚生労働省の指定する大学や専門学校において教育を受け国家試験に合格することが必要です。

柔道整復師

接骨師・整骨師・ほねつぎとして知られ、厚生労働大臣免許の下で、打撲、捻挫、挫傷、骨折、脱臼などの施術をおこないます。

施術には医師の同意が必要で、外科的手術、投薬をおこなうことはできません（応急手当として施術する場合は除く）。

柔道整復師になるには厚生労働大臣認定の養成学校や専門学校において教育を受け、国家試験に合格することが必要です。

鍼灸師《しんきゅう》

東洋医学の理論に基づいて、はり・お灸などを使用し、患者の身体の経絡上にある経穴《つぼ》に刺激を与えて、滞《とどこお》っている全身の血液の循環を改善させます。

「はり師」と「きゅう師」はそれぞれ別の国家資格となっていますが、鍼灸師を養成している専門学校や大学などにおいて教育を受け、「はり師」と「きゅう師」の両方の国家試験に合格すると「鍼灸師」になることができます。

臨床検査技師

医師の指示に従って患者の状態を調べるための検査を担当します。

検査には、尿や血液などの検体を用いておこなう検体検査や心電図などのように、身体に装置をつけておこなう生体検査があります。

このような検査を担当するのが臨床検査技師です。高校を卒業後、指定の養成施設で3

年程度の教育を受け国家試験に合格する必要があります。

臨床工学技師

医師の指示に従って、人工心肺や人工呼吸器、血液透析などの生命維持管理装置の操作および保守点検を担当します。手術室業務、集中治療室業務、血液浄化業務、ME機器管理業務など広範囲にわたります。臨床工学技師になるには厚生労働大臣指定の大学または短大、専門学校で教育を受け、国家試験に合格する必要があります。

診療放射線技師

医師または歯科医師の指示により、放射線を人体に照射して、病気の診断や治療に必要な情報を提供するのが診療放射線技師です。通常のレントゲン以外にも、CTやMRIと呼ばれる装置を使用した撮影も担当します。診療放射線技師になるには高校を卒業後3年程度の教育を受け、国家試験に合格する必要があります。

救急救命士

災害現場や病院に向かう救急車の中で、大きな怪我を負った人や急病の人に対し、適切な救命手当をします。医師から無線で指示を受けて、一般救急隊員ではできないような高度な処置をおこないます。救急救命士の国家試験を受けるには、救急救命士養成専門学校で勉強したり、大学で病理学や生理学など所定の16科目を勉強したり、あるいは消防官として5年または2000時間以上の救急業務に携わり、救急救命士養成所で勉強した場合に受験資格を得ることができます。

栄養士

学校給食や病院、会社の食堂などで、食物や栄養についての知識を生かして、バランスの良い献立を提案し、調理業務や食生活について指導をおこないます。また、病院では入院患者の給食管理と入院・外来患者の栄養指導をおこないます。保健所の栄養士は栄養指導員と呼ばれ、栄養の摂り方や赤ちゃんの食事の注意点などを指導します。

栄養士になるには高校を卒業後、大学や短大、専門学校の栄養養成課程を卒業すれば取得できます。

管理栄養士

責任者として栄養士の管理、指導をおこないます。管理栄養士になるには、栄養士の免許取得後に1〜3年以上の実務経験を積むか、4年生大学で管理栄養士養成過程の教育を受けた後に国家試験に合格する必要があります。

調理師

飲食店、または学校、病院などの給食施設で調理業務をおこない、人々に安全な飲食物を提供します。病院では献立は栄養士、調理は調理師と分業になっています。

調理師になるには調理員として2年以上の経験を積めば国家試験を受験できるほか、専門学校や短大の専門課程で学んで申請することで取得できます。

精神保健福祉士

精神科ソーシャルワーカー（ＰＳＷ：Psychiatric Social Worker）等と呼ばれ、精神的な障害のある人をサポートします。病院では入院から退院までの相談に応じ、日常生活を送るための援助をおこないます。

病院以外では、社会復帰施設の指導員や精神保健福祉センターなどで市民のメンタルヘルスの啓蒙活動に携わったりします。

精神保健福祉士になるには大学等で指定科目を履修したり、養成施設で教育を受けた後、国家試験に合格する必要があります。

社会福祉士

ソーシャルワーカーとも呼ばれる社会福祉専門職です。精神的・身体的・経済的なハンディキャップのある人から相談を受け、日常生活がスムーズに営めるように援助をおこないます。

また、行政や医療機関など各関連施設をつなぐ役割も担います。社会福祉士になるには大学等で指定科目を履修したり、養成施設で教育を受けた後、国家試験に合格する必要があります。

介護福祉士

ケアワーカーとも呼ばれ、介護が必要なお年寄りや障害のある人に対して、日常生活がスムーズに営めるように介助をしたり、介護に関する相談に応じます。

他の介護職員や医療職、家族と連携するための介護計画の作成や健康管理、身辺介助、家事援助など仕事の範囲は多岐にわたります。

介護福祉士になるには厚生労働大臣が指定する養成施設を卒業するか、3年以上介護等の業務に従事し国家試験に合格する必要があります。

登録販売者

薬剤師と共に、薬局や薬店、ドラッグストアなどにおいて、一般医薬品（いわゆる大衆薬や市販薬と呼ばれている薬剤）の販売を担当することができます。

一般医薬品の販売だけでなく、お客様からの相談に応じたり情報提供をするため、幅広い知識を持つ必要があります。

登録販売者になるには実務経験者か大学の薬学部卒業者であって、登録販売者試験に合格し、都道府県知事の登録を受けることが必要です。

5

「医師事務作業補助」とは、どんな仕事なのか

◎忙しい医者の負担を軽くするのが目的！　病院の業務効率化に貢献できる仕事

医師事務作業補助は、医療事務をめざす人にとっては、就職先の一つとして検討することが十分可能な職種です。

医師事務作業補助者については、従来の医療事務とは明確に業務の違いが定められています。病院勤務医、特に急性期医療を担当する病院の医師の業務負担を軽減することを目的として医師事務作業補助者の配置が認められています。具体的な仕事内容は、**診断書**や**紹介状**、**処方箋**の作成などを担当します。

このような書類作成を担当するには、医療に関する法律や医学について幅広く認識することが必要です。今後こうした文書作成のスペシャリストは、ますます需要が高まる職種と言えます。

厚生労働省から出ている方向性は次のようになっています。

●【重点課題1－1】勤務医負担軽減

・医師業務の軽減に向けた取り組みの推進
・病院勤務医の負担を軽減する体制の評価

◎基本的な考え方
『病院勤務医の勤務状況が未だ厳しいことから、病院勤務医の負担を軽減し、処遇を改善する体制を要件とした診療報酬項目を拡大する。また、その際、実際に病院勤務医負担軽減及び処遇の改善に結びつくよう、現在一部の医療機関で行われている様々な取り組みを参考に、より効果の期待できる院内の体制の整備や負担軽減及び処遇改善に係る計画の策定と実行を求めることとする。』

このような考え方をもとに医師事務作業補助は平成24年改定では、次のように改定されました。

●【重点課題1－2】病院医療従事者の勤務体制の改善等の取組について

（1）病院勤務医の負担を軽減する体制を要件とした診療報酬項目を拡大するとともに、

より勤務医の負担軽減につながる具体的な体制整備を要件とする。
（2）医師事務作業補助体制加算について、より補助者の人数配置や救急医療の実施状況に応じたきめ細かい評価とする。

右記をみてもわかるとおり、医師事務作業補助者は、医師の業務負担軽減にとって効果的であり、厚生労働省では配置を推進しています。

今後ますます活躍が期待される医師事務作業補助者ですが、従来の医療事務職員とはどのように違うのでしょうか？　次に法的に定められている具体的な業務内容を見てみましょう。

◎医師事務作業補助者の業務について

医療機関には従来、診療報酬の算定をおこなったり受付業務を担当するいわゆる医療事務と呼ばれる職員が配置されています。

２００８年度から配置が認められた医師事務作業補助者と従来の医療事務職員とは、まったく異なる業務を担当し、法的にもかなり細かく業務が規定されています。

具体的には次のように定められています。

【医師の事務作業を補助する専従者（以下、医師事務作業補助者）の業務は医師（歯科医師を含む）の指示の下に、診断書などの文書作成補助、診療記録への代行入力、医療の質の向上に資する事務作業（診療に関するデータの整理、院内がん登録等の統計・調査、医師の教育や臨床研修のカンファレンスのための準備作業等）並びに行政上の業務（救急医療システムへの入力、感染症サーベイランス事業に係る入力等）への対応に限定する。

なお、医師以外の職種の指示の下に行う業務、診療報酬の請求業務（ＤＰＣコーディングに係る業務を含む）窓口・受付業務、医療機関の経営、運営のためのデータ収集業務、看護業務の補助並びに物品運搬業務等については医師事務作業補助者の業務としない。（抜粋）】

このように従来の医療事務職員とはまったく業務が異なります。

また、兼務も認められていないことから、従来の医療事務的な業務については一切おこなうことができなくなっています。

このようなことから、医師事務作業補助とはあくまでも医師の業務を補佐する職員と言えます。

平成20年度検証部会調査「病院勤務医の負担軽減の実態調査」（19ページ参照）によると、医師が負担が重いと感じる業務の多くは、診断書・診療録・処方箋の記載、主治医意見書の記載、診察や検査などの予約オーダリングシステム入力や電子カルテの入力となっています。

このような中、急性期医療機関では今後さらに医師事務作業補助者の配置を進めることが予想されます。

パート2

医療事務には
どんな仕事があるのか

1

医療事務はどんなことをするのか

◎医療事務は大きく分けて受付業務と請求事務の2つがある

組織はその業務内容によって生産部門と非生産部門とに分類されることがしばしばあります。

たとえば事務職という仕事の場合は、どちらに分類されるでしょうか?

おそらく非生産部門のイメージを持つ方が多いのではないでしょうか。

では、「医療事務」という仕事はどうでしょう。

明らかに事務という名称が使われていますので、やはり非生産部門とお考えになる方が多いと思います。しかし「医療事務」という仕事は決して非生産部門ではなく、生産部門だと言えます。なぜか、ということについては本書の最重要テーマでもあるので、これから詳しく述べていきたいと思います。

さて、「医療事務」の業務は、大きく分類すると「受付業務」と「請求業務」とに分類されます。それぞれの業務について見ていきましょう。

医療事務の仕事

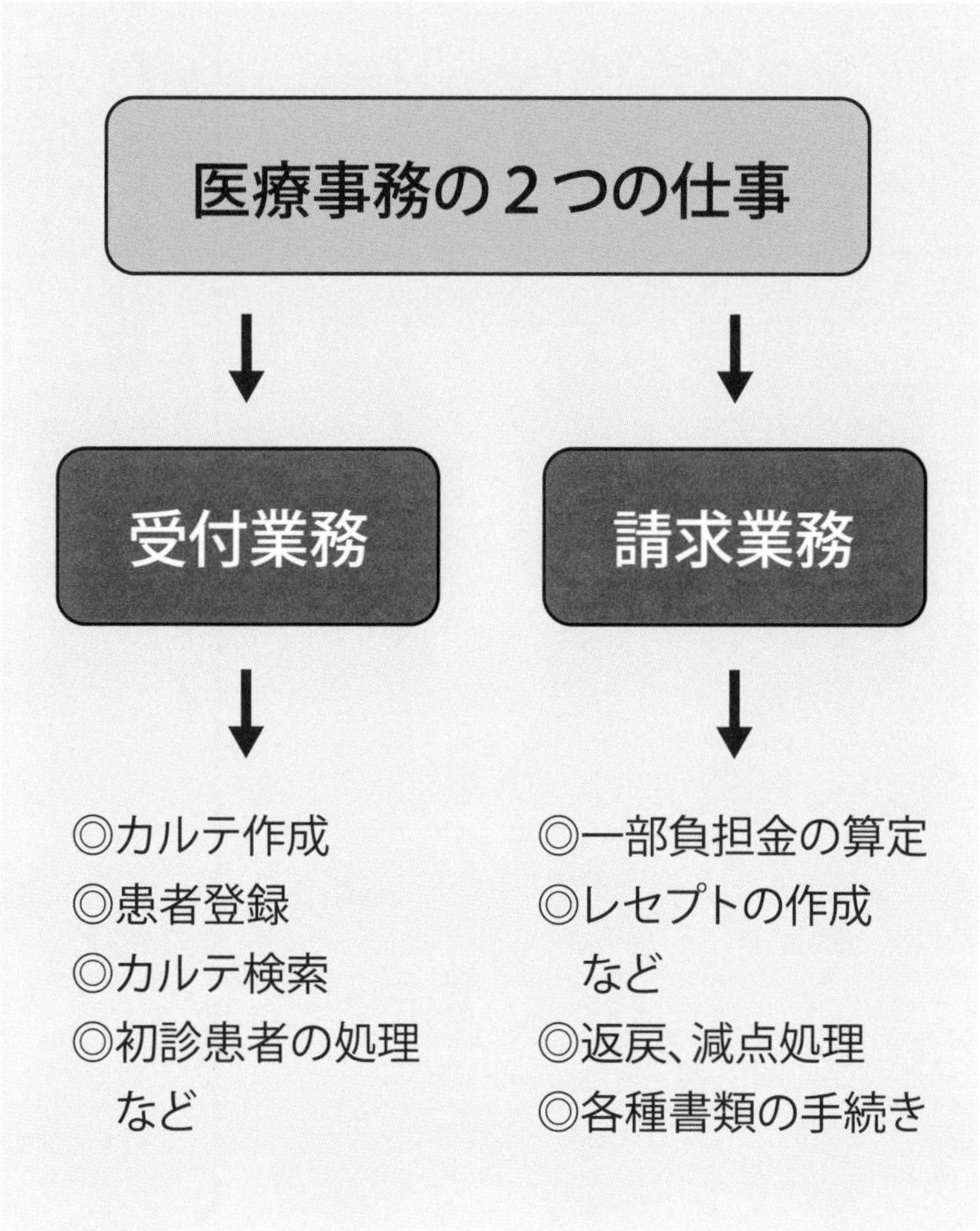
医療事務の２つの仕事
受付業務
請求業務
◎カルテ作成
◎患者登録
◎カルテ検索
◎初診患者の処理
など
◎一部負担金の算定
◎レセプトの作成
など
◎返戻、減点処理
◎各種書類の手続き

2 なぜ、病院の顔となる受付業務に「観察力」が必要なのか

◎観察力は、患者の心理、つらさを理解できるようになるための基本

受付業務とは、来院される患者さんなどに対する応対を指します。

ここでの業務は、カルテの作成などが代表的な業務となります。

受付は来院された方が最初に訪れる部署のため、その医療機関の第一印象を植え付けてしまうという面でも重要な部署だと言えます。

パート1でも記載しましたが、昨今の医療機関数はかなり増加傾向にあり、患者をいかに獲得していくかが医療機関の運営上極めて重要です。

初診患者を多く獲得することはもちろんですが、2回目以降の受診、すなわち再診率を向上させることも医療機関の経営を考える上で重要な要素になります。

一般企業的な言い方をすると「リピーター」を増やすということです。このためには、質の高い医療サービスを提供することはもちろんですが、医療機関の全職員が患者サービスに対して常に意識して業務にあたることが必要です。

医療事務は〝観察力〟を身につけよう

◎ 事務的な対応
◎ 笑顔もない
◎ アイコンタクトもない

↓

基本的な接遇のスキルがないと
患者は評価しなくなっている

↓

窓口での評価が
病院全体の評価になってしまう

Point

観察力を身につけることで、患者心理（つらい気持ち）をすばやくキャッチできるようになる。

そういった意味では、医療は「サービス業」と言えます。このような中、医療機関に来院される方に一番に接する受付スタッフが担う役割はとても大きな意味を持ちます。

たとえば、皆さんが医療機関を受診した際に、受付の職員、いわゆる医療事務職員の対応が無愛想な冷たい、事務的な感じで不快感を持ったとしたら、次に体調が悪くなったときに再度同じところを受診されるでしょうか？

答えはおそらく「ＮＯ」だと思います。

たしかに医療機関の評価は、医療事務職員の対応だけに関係しているのではありません。医師・看護師など、直接医療行為に関係するスタッフのスキルのレベルや熱意、人間性なども大きく関係します。

しかし、医療事務職員の対応も医療機関の評価に大きく影響するということを認識していただくことが必要です。

◎医療事務は観察力を身につけよう‼

私が指導する学生や現場スタッフに必ず話すことの一つとして、〝観察力〟があります。受付を担当している職員は自分の仕事に精いっぱいの状況ではなく、絶えず周辺の患者様の状況を観察しなさいと伝えています。

当然のことですが、医療機関に患者として来院される方は何かしら体調に違和感を感じています。自分自身に置き換えて考えてみたらいかがでしょうか。

体調がすぐれないときは普段よりも短気になることはないでしょうか？

医療機関に来られている方は少なからずこのような状況にあるということです。

受付を担当する職員は、このような患者心理を理解し、業務にあたる必要があります。

医療機関と患者様の信頼関係を構築する上では、患者様の状況を絶えず把握し、仮に待ち時間が長くなっている患者様がいれば職員から声をかけ、待っている間に体調が悪化しているような場合には、看護師などに連絡をして対応してもらう等の配慮が必要です。

信頼関係とはこのような対応から生まれていくものだと思われます。患者様から不満などの申し出がないように受付職員は心がけることが必要です。

昨今は、以前とは異なり患者さんが医療機関を選ぶ時代となっています。実際、地方の過疎地や僻地を除けば、いまや医療機関はいたるところにあります。選ぶのは患者さんの自由です。

このような点からみても、受付業務の重要性は極めて高いと言えるでしょう。

3 病院経営の大本となる診療費を請求する「請求業務」のしくみ

◎請求業務には「一部負担金の算定」と「診療報酬明細書（＝レセプト）」がある

医療事務のもうひとつの業務は、請求業務です。これは、「一部負担金の算定」と「レセプト（診療報酬明細書）の作成」に分類されます。

◎一部負担金

一部負担金とは、皆さんが受診した際にお支払いになるお金、すなわち診療費の一部ということです。各種保険制度により異なりますが、おおむね0割～3割の診療費を支払っているはずです。

当然のことながら、この一部負担金は、患者さんが来院され、診療が終わるごとに発生します。したがって医療事務職員の日常業務と言えます。昨今の医療機関は電子化がかなり進んでいます。以前は紙のカルテが中心だったために、医師が診療で記載した診療内容を事務職員が医事コンピュータという診療費を計算するパソコンに入力し、診療費を計算

レセプト作成までの流れ

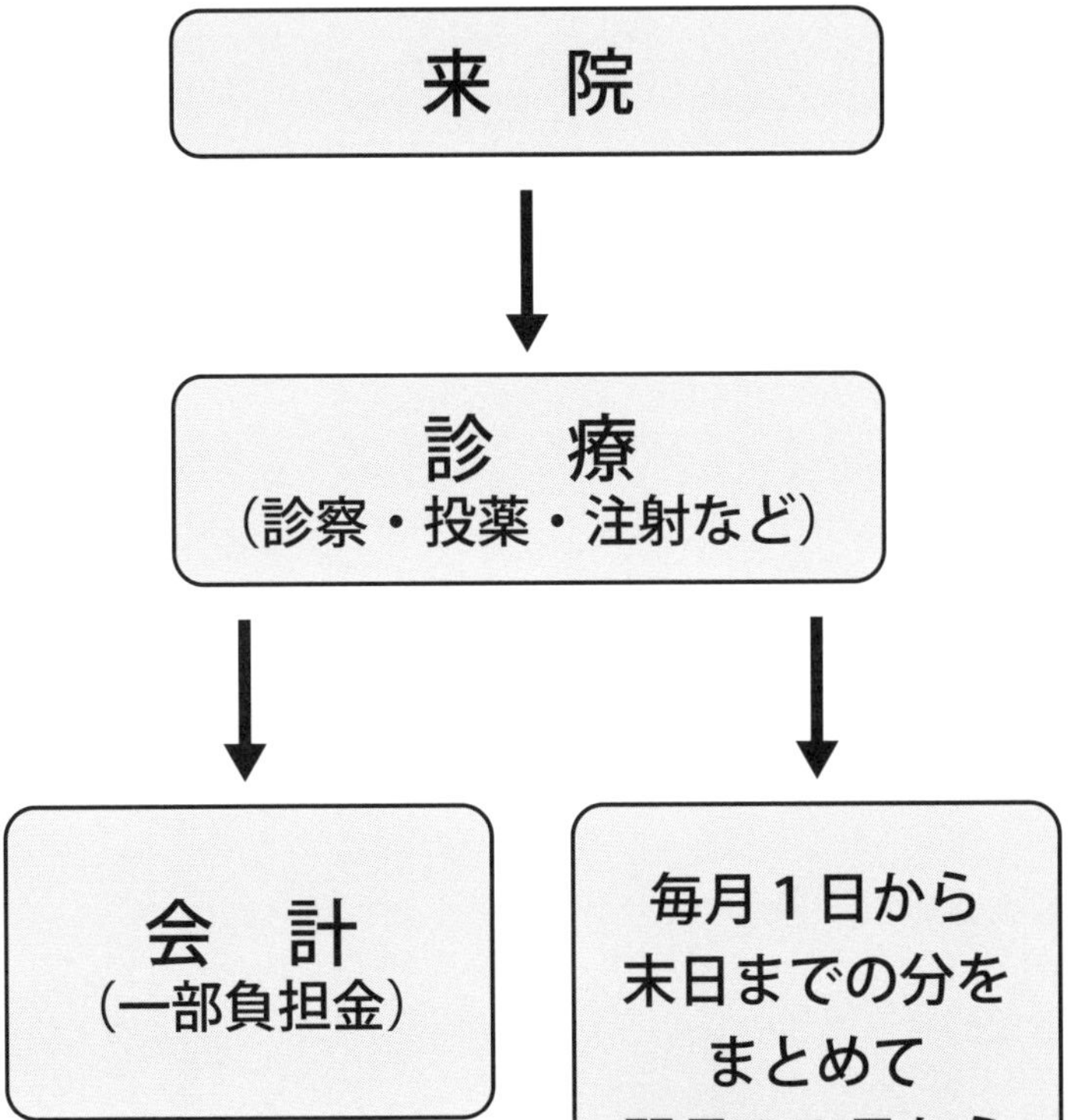
翌月の１日から
10日に提出する

していましたが、最近では、電子カルテの普及が進んでいます。

電子カルテとは、従来の紙カルテの内容をパソコンに入力できるだけではなく、検査や薬剤の指示を出す際に使用していたオーダリングシステム的な機能（紙の伝票ではなくパソコン上で指示を出すことによって、必要な部署に指示することができるシステム）、さらに医事コンピュータ的な機能を持ち合わせています。

したがって電子カルテが導入されている医療機関の場合は、医師の入力した診療内容を確認し、会計処理をするだけで診療費の計算ができるようになっています。

以前と比較するとかなり業務の簡素化が図られ、間違いも軽減されています。

電子カルテ以外にも、自動会計システムが導入されていたり、クレジットカードが利用できる医療機関が増えたりと10年前と比較するとかなり業務内容が変わっています。事務職員はこのような機器についても十分に理解し使いこなしていく能力が求められます。

入院医療を受けている場合は、1カ月の中で1回～3回程度の請求書の発行日が設定されており、それが患者さんのベッドに配られます。

入院部門を担当する事務職員は外来部門を担当する職員よりも、高度な知識が必要になります。

外来と入院の診療内容を比較してもわかる通り、医療的に重症患者が多い入院では診療内容も多岐にわたり金額も高額になります。事務職員に望まれる知識も高度になります。
また、外来診療では出てこないような差額ベッド代など自費となるものも多くなります。外来で経験を積み、入院を担当するのが理想でしょう。

◎レセプトの作成期間は月のうちで最も忙しい

レセプトの作成とは、**一部負担金として患者さんからいただいた以外の診療費を請求する業務のこと**です。

医療機関で月の1日から末日までの診療した分をまとめて、翌月の1日から10日に提出します。この期間を**レセプト期間と呼んでいます。**医療事務職員にとっては、1ヵ月の中で一番忙しい時期になります。

無床診療所などでも1000枚／月程度になることも多く、大学病院などの大規模病院では、外来2万枚／月、入院2000枚／月にもなります。事務職員はこのような膨大な数の請求を一手に担うことになります。

請求業務で挙げた診療費の計算は、診療報酬点数という形で決められています。医療事務職員はこの点数制度にのっとって実際におこなわれた診療（診察・投薬・注射・処置・検査など）を点数に置き換えて明細書を作成します。

この診療報酬点数は原則として2年に1回見直しがおこなわれますが、これを点数改定と呼んでいます。この点数改定は、医科だけではなく歯科や調剤薬局の調剤報酬も併せて改定されます。

ちなみに介護保険に関係する介護報酬は3年に1回の改定がおこなわれています。請求業務を担当する職員は、この改定によって算定方法が変わるため十分に理解しておくことが必要です。

各医療機関では改定に関する説明会に参加し、院内で勉強会を開催するなど、改定がおこなわれる年度はかなり業務が忙しくなります。

また、急性期医療を担当する医療機関の入院診療における請求にはＤＰＣ（Diagnosis Procedure Combination）診断群分類包括評価という請求方法があります。従来の診療報酬はおこなわれた診療を点数に置き換えていく、いわゆる出来高算定方式が中心でしたが、急性期医療を担う病院の入院診療においてこのＤＰＣを採用している病院が増加しています。

ＤＰＣとは、入院期間中に治療した病気の中で最も医療資源を投入した一疾患のみに厚生労働省が定めた1日当たりの定額の点数からなる包括評価部分（入院基本料、検査、投薬、注射、画像診断など）と、従来どおりの出来高評価部分（手術、胃カメラ、リハビリなど）を組み合わせて計算する方式です。

比較的大規模な医療機関で勤務する場合は、従来の出来高算定方式だけではなくＤＰＣのような包括請求方式についての知識も必要となります。

このように、医療事務職員は、患者さんの継続的な受診や診療報酬請求に大きく関わっています。

コラム●電子カルテの普及率

【電子カルテシステム等の普及状況の推移】

電子カルテシステム

	一般病院（※1）	病床規模別			一般診療所（※2）
		400床以上	200〜399床	200床未満	
平成20年	14.2%（1,092／7,714）	38.8%（279／720）	22.7%（313／1,380）	8.9%（500／5,614）	14.7%（14,602／99,083）
平成23年（※3）	21.9%（1,620／7,410）	57.3%（401／700）	33.4%（440／1,317）	14.4%（779／5,393）	21.2%（20,797／98,004）
平成26年	34.2%（2,542／7,426）	77.5%（550／710）	50.9%（682／1,340）	24.4%（1,310／5,376）	35.0%（35,178／100,461）
平成29年	46.7%（3,432／7,353）	85.4%（603／706）	64.9%（864／1,332）	37.0%（1,965／5,315）	41.6%（42,167／101,471）

オーダリングシステム

	一般病院（※1）	病床規模別		
		400床以上	200〜399床	200床未満
平成20年	31.7%（2,448／7,714）	82.4%（593／720）	54.0%（745／1,380）	19.8%（1,110／5,614）
平成23年（※3）	39.3%（2,913／7,410）	86.6%（606／700）	62.8%（827／1,317）	27.4%（1,480／5,393）
平成26年	47.7%（3,539／7,426）	89.7%（637／710）	70.6%（946／1,340）	36.4%（1,956／5,376）
平成29年	55.6%（4,088／7,353）	91.4%（645／706）	76.7%（1,021／1,332）	45.6%（2,422／5,315）

【注　釈】

（※1）一般病院とは、病院のうち、精神科病床のみを有する病院及び結核病床のみを有する病院を除いたものをいう。

（※2）一般診療所とは、診療所のうち歯科医業のみをおこなう診療所を除いたものをいう。

（※3）平成23年は、宮城県の石巻医療圏、気仙沼医療圏及び福島県の全域を除いた数値である。

出典：医療施設調査（厚生労働省）

4 医療事務担当者がしっかり請求事務をしないと医療機関の経営は成り立たない！

◎レセプトの請求業務をおこなうためには、診療報酬制度などの専門知識が必要

◎請求に算定漏れがあると大きな痛手に!!

医療機関の収入は基本的にはレセプトからしかありません。

ということは、医療事務職員が診療報酬制度を熟知していない場合、医療機関の収入はどうなるでしょうか？　その場合、実際におこなわれた診療を請求していない、いわゆる「算定漏れ」というミスも考えられます。

現在の医療機関の経営は決して楽なものではありません。

度重なる診療報酬の引き下げによって、かなり厳しい医業経営を余儀なくされています。

このような中、医療事務職員の知識不足で本来請求できるはずの医療行為が次のような理由で正しく請求されていないとどうなるでしょうか？

- **医療事務職員がレセプトの見方がわからない**
- **医療事務職員の怠慢**

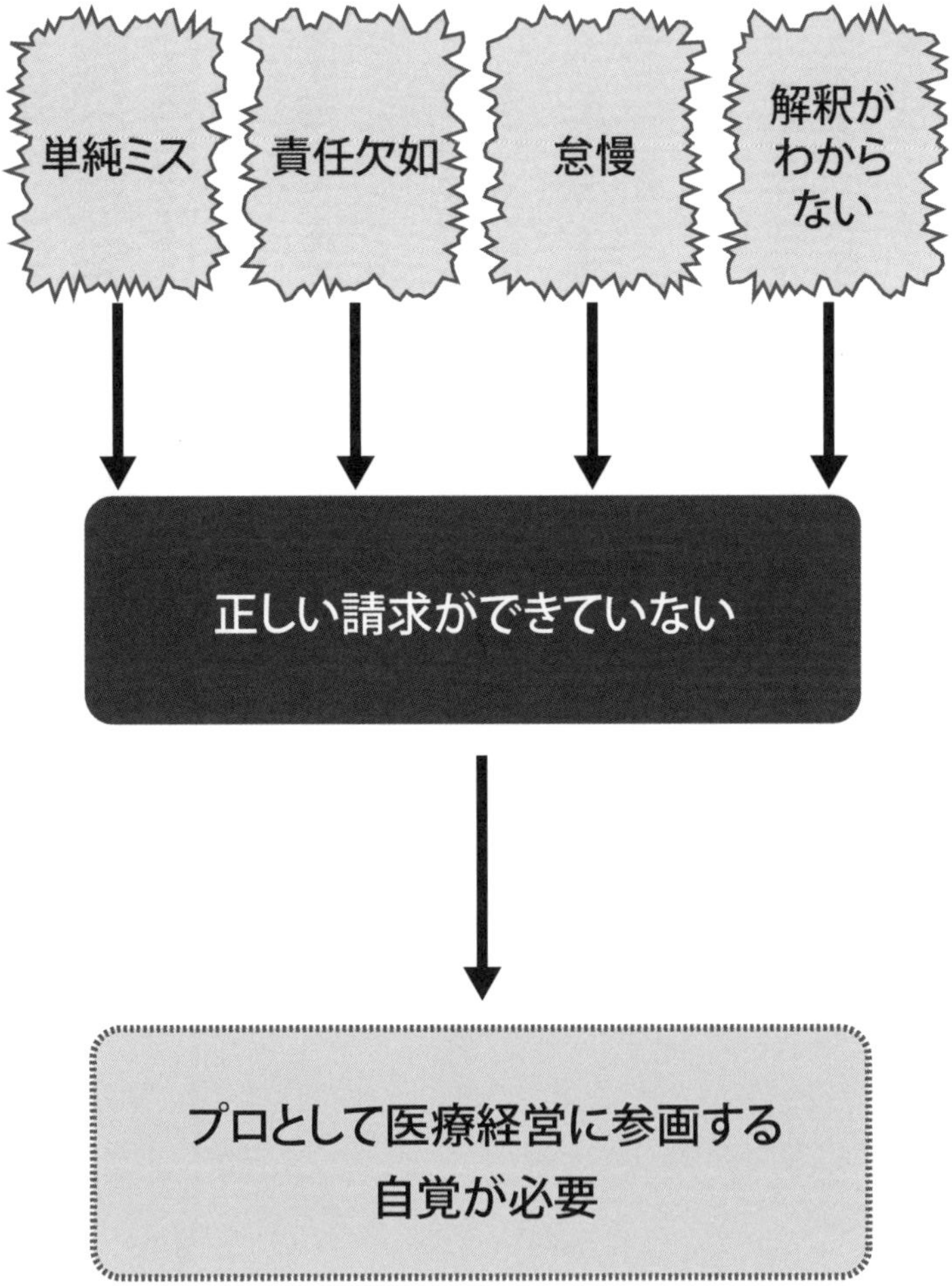
単純ミス
責任欠如
怠慢
解釈がわからない
正しい請求ができていない
プロとして医療経営に参画する自覚が必要

・あとから請求に間違いがわかった

このようなことが起こった場合、さらに医業経営を圧迫する要因となることは明白です。

◎レセプト点検では病名と診療内容の整合性についてチェックする

また、請求業務の中で大切な業務の1つに「**レセプト点検**」というものがあります。詳細は、後述しますが、簡単に言うと次のようになります。

日々入力してきた診療データを1ヶ月分まとめてレセプトに出力します。このレセプトには、患者氏名・生年月日・保険番号の他に、病名やおこなわれた診療内容が記載されています。

当然、患者氏名などの点検をおこないますが、病名と診療内容の整合性についても確認します。たとえば投薬や注射、検査などがおこなわれていたとします。当然のことながら、ドクター（医師）は患者さんの診察をして、必要と思われる医療行為を指示します。

この段階で、病名など（疑いなどを含む）については確定していることになりますが、業務の状況から病名がカルテに記載されていないこともしばしば見られます。

仮に、心臓の検査として心電図をおこなった場合、当然この検査が必要な病気が記載されていなければなりません。

請求漏れは経営を圧迫する

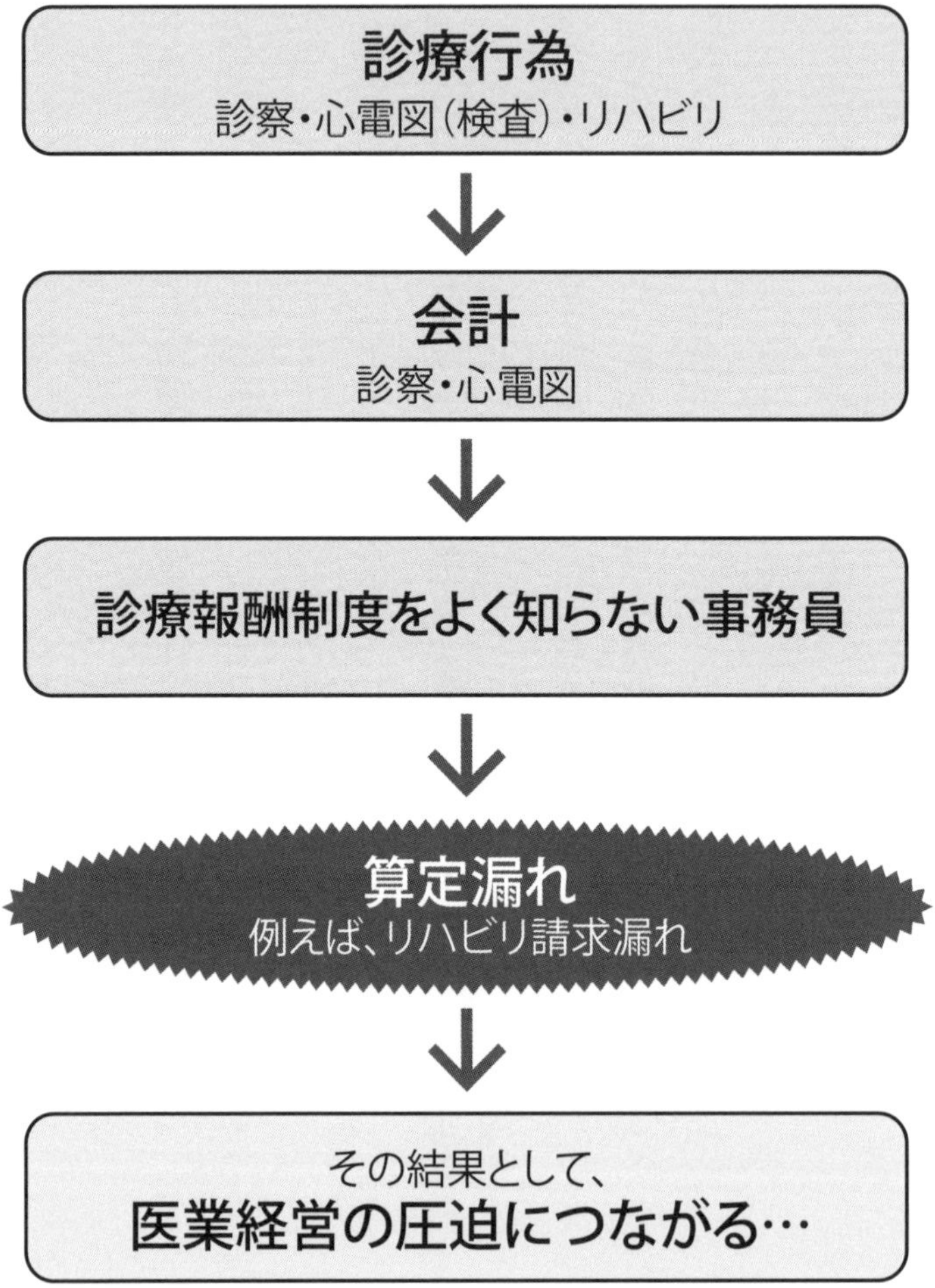

もし、この病名がレセプトに記載されていないまま提出されるとどうなるかというと、おこなわれた心電図という医療行為は保険適応されず、入金してもらうことができなくなってしまうのです。

これは減点と言って、医療機関にとっては絶対に避けなくてはいけないことなのです。このようなことを避けるために、医療機関ではレセプト点検を実施します。

昨今ではレセプト点検ソフトなどの普及もあり、一定の成果も出ていますが、やはり請求を担当する職員の知識に頼る部分も少なくありません。

私自身も複数の医療機関のレセプトを点検させていただいていますが、多い場合は半分近くのレセプトに何かしらの修正が必要なケースもあります。

実務では、減点以外にも返戻となってレセプトそのものが差し戻される場合もあります。減点はおこなわれた診療の一部が療養担当規則などに照らし合わせ、保険診療として認めないということで一部分の点数だけが引かれてしまいますが、**返戻では、レセプトそのものが戻されるため、当該患者に対しておこなわれた診療すべての費用が入金されなくなります。**

返戻の理由はさまざまですが、多くの場合は保険の資格が確認できないことによるものです。

たとえば、

×　男性なのに女性で記載されている

×　平成生まれなのに昭和と記載されている

×　退職などにより保険資格が喪失している

などが挙げられます。このようなミスは、基本的には受付を担当した職員の人的なミスによります。受付を担当する職員はこのようなことで経営に影響を及ぼさないように責任をもって業務にあたる必要があります。

レセプト点検の話に戻りますが、医療事務職員が提出前のレセプトの整合性を確認し、問題のあるレセプトを抽出します。このレセプトをドクターなどに確認し、不足している病名などを追加し、修正したレセプトを提出することになります。

このように、医療機関が診療請求をおこなう上で、医療事務職員は欠かせない職種であることがおわかりいただけたと思います。

もちろん受付業務も重要な役割を担っています。先にも述べましたが、現在の医業経営はかなり厳しい時期にあると言えます。2年に一度、厚生労働省による診療報酬の改定がおこなわれますが、１９９７年（平成10年）の改定からマイナス改定と言われるようになりました。

すなわち、同じ診療をおこなっていても請求できる金額が下がってしまうということです。このような改定が繰り返され、医業経営はどんどん苦しくなっています。

また、ドクターの開業も増加し、医療機関も増加傾向にあります。医療機関としては、より多くの患者さんを診察していかなければ運営していけない状況にあります。

このような中、医療事務職員の対応が悪く再来患者が伸びないようなことがあれば、間違いなく医業経営を圧迫することでしょう。

このように、医療事務職員は医業経営に深く関係しています。医業経営が厳しくなればなるほど「質の高い医療事務職員」が望まれるようになるということがおわかりいただけると思います。

【参考資料】●事務点検・審査事務について

（社会保険診療報酬支払基金 HPより抜粋）

受け付けた電子レセプトは、レセプト電算処理システムのチェック機能により、患者名、傷病名、請求先である保険者番号などの請求に必要な記載事項や投薬、注射、手術などの請求点数に誤りがないかどうかといった事務点検を自動的に行うとともに、診療内容が、国が定めた保険診療ルールに適合していない項目や傷病名と医薬品の関連性のチェックを行ない、疑義のあるものにはマーキングしたり、電子付せんを貼付します。

システムによりチェックされた結果をパソコン画面上で表示させ、確認を行ないながら、システムによるチェックができない事項について、データの抽出機能などを使用し、診療内容に疑問があるレセプトに当該疑問事項を入力する等の審査事務を行ないます。

紙レセプトについては、目視点検により同様な審査事務を行います。なお、毎月の事務点検及び審査事務の結果は記録し、翌月以降の参考として活用するなど、効率的な事務点検等が行えるよう務めております。

事務点検及び審査事務が終了した電子レセプトは、審査委員会においてパソコン上にレセプトを表示します。審査委員会は、レセプト電算システムの抽出機能等を使用し、レセプトに記載されている診療内容について、療養担当規則や診療報酬点数表等の国が定めた保険診療ルールに則って行なわれているかどうか審査します。

そのうえで、診療内容が適切でないと判断されるものについては査定し、また、診療行為の適否が判断し難いものや整備されていないものについては、医療機関に返戻して再提出を求めるほか、必要に応じて診療担当者との面接懇談や来所訂正を行なうなど、適正な審査に努めています。

紙レセプトについては、事務的な点検が終了したレセプト及び請求書を医療機関ごとに取りまとめ審査委員会へ提出します。なお、審査委員会へ提出した紙レセプトは電子レセプトと同様な審査を行ないます。

パート3

医療事務に必要な
6つの基本

1

医療事務に必要な知識とスキル

◎患者心理から患者への対応、医療のしくみなど幅広い知識が必要

これまでに述べたように、医療事務職は、医療機関の運営にとって欠かせない職種であると言えます。

当然、必要となる知識も広範囲に及び、高度な知識が求められます。

代表的なものとしては6つ挙げられます。

これからは患者さんに病院が「選ばれる時代」になると言われています。患者さんに病院を選んでもらうためには、患者さんのニーズをよく知り、「さまざまな医療サービス・患者サービスの向上に努めている」といったことが欠かせません。しかし、実際は、患者さんが病院スタッフの接遇に不満を感じているのは、「接遇の態度」や「十分な説明がされない」（説明がわかりにくい）といったことです。まずは、医療事務に必要なスキルとなる「患者接遇」から見ていきましょう。

医療事務に必要な６つの基本

1 患者接遇のスキル

2 診療報酬点数制度の知識

3 医療関連法規の知識

4 医療保険制度の知識

5 レセプト審査システムの知識

6 医学的知識

2

基本・その1

患者心理を理解した上で応対する「患者接遇」が必要

◎病気で肉体的にも精神的にもつらい状況を理解する

患者接遇については、患者心理を理解することが重要です。

患者さんが医療機関を訪れるときにはさまざまな不安を抱えているものです。このような特別な心理状態にあるときに、一般のサービス業と同様の接遇では満足な結果は得られないでしょう。

医療の世界でも、ようやくホスピタリティという言葉が頻繁に登場するようになってきました。患者さんは病気に対する恐怖や不安のために、精神的にも肉体的にも大変辛く苦しい状態に陥っています。その心を理解し、苦痛を和らげ、精神的ストレスを軽減して治療に専念していただくことにより快適な療養生活を送っていただくことこそが、医療機関におけるホスピタリティ＝接遇の基本と言えます。

医療現場での接遇とは、患者さんや家族に生理的・心理的・物理的な安らぎと自立をもたらすための医療サービスなのです。

患者接遇の３つのポイント

1. 専門知識・経験の蓄積

受診手続きに始まり、その症状、治療方法、入院手続き、費用、薬効、退院後のケア等、患者さんに提供するべき正確な知識・情報・経験を言います。

2. 対人関係力

知識や技能が優れていても、その知識・技能を伝えるには人と人とのより良い人間関係が必要です。まず、人ときちんと対応できる能力がなければ伝わりません。医療人である前に、一人の人間であれ、の精神が大切です。

3. コミュニケーション能力

人との関係づくりに欠かせないのが、コミュニケーション能力です。知識・情報・技能・人間関係も言葉によって伝えることになります。

↓

**これらの能力を備え、
患者さんにきちんと対応するスキルが接遇である!!**

3

基本・その2

診療報酬点数制度を理解する

◎診療報酬制度により医療点数が決められる（抜粋を例示）

医療機関で作成し提出するレセプトは、診療報酬点数制度によって医療点数が定められています。

この診療報酬点数制度は、次のような区分に分類されています。

そこでは、診療報酬点数は細かく分類されています。

各区分では、さらに算定方法や規則が設けられています。

定められている項目を十分理解しておかないと、算定を間違えたり、請求漏れを起こす原因になります。

診療報酬点数制度（抜粋）による区分–その①

区分番号	区　分	内　容
11	初診料	初めてかかった医療機関などで算定する診察料。
12	再診料	２回目以降の診察料。
13	医学管理等	特定の病気などに対しておこなわれる療養上必要な指導や紹介状（診療情報提供書）など。
14	在宅医療	在宅で治療が必要な患者さんに対しておこなわれる医療。糖尿病の患者さんにおこなわれる在宅自己注射指導管理料など。
21	内服薬	１日３回食後に服用するお薬を７日分というように継続して定期的に服用するお薬。
22	頓服薬	眠れないときや頭痛があるときなど、臨時に服用するお薬。
23	外用薬	経口投与（口から服用する）をしないお薬全般。湿布薬や目薬などが該当。
24	調剤料	医師または薬剤師が薬剤を調合するにあたっての技術料。
25	処方料	最も適切な薬を投与するための専門の技術料。
26	麻毒加算	麻薬、向精神薬、覚せい剤原料または毒薬を投与した場合に、調剤料や処方料に対しておこなわれる加算。
27	調剤技術基本料	薬剤師が常勤で勤務する医療機関で、薬剤師の管理のもとで調剤がおこなわれた場合に算定。
31	皮内、皮下及び筋肉内注射	比較的少量の注射で、筋肉内注射の場合、肩（三角筋）などに打つことが一般的。
32	静脈注射	静脈におこなわれる注射。点滴注射に比べると少量。
33	点滴注射やその他の注射	100mℓ以上の液体を静脈に注射する場合や、関節などにおこなわれる注射。

診療報酬点数制度（抜粋）による区分−その②

区分番号	区　分	内　容
40	処置	一般処置（創傷処置など）、救急処置、整形外科的処置（湿布処置など）などに分類される医療行為。
50	手術、麻酔、輸血	麻酔下でおこなわれる創傷処理（縫合）などが代表的。麻酔下でおこなわれない徒手整復術（脱臼など）なども該当。その他では、麻酔や輸血も含まれる。
60	検査	尿や血液などを用いておこなわれる検体検査、胃などの臓器の一部を採取しておこなわれる病理学的検査、心電図やエコーなど身体の機能を調べる生体検査に分類される。
70	画像診断	放射線の物質透過力を利用してフイルムや画像に映し出し、疾病の診断に用いられる。放射線を任用しないMRI（磁気共鳴コンピュータ断層撮影）なども該当する。
80	リハビリテーション、精神科専門療法、処方箋料	理学療法、作業療法などのリハビリテーションや心身医学療法などの精神科専門療法、院外で薬をもらう場合に出される院外処方箋の交付など。
90	入院料など	入院による治療がおこなわれた場合に算定する基本的な点数。医療機関の人員配置（看護師など）や平均在院日数や届出状況によって算定される点数が異なる。
97	食事療養費	入院中に提供される食事にかかる費用。糖尿病の方など特定の疾患を治療することを目的とした特別食などが提供されている場合は、加算されることもある。食事療養費は点数ではなく金額で記載されているのが特徴。

4

基本・その3

医療現場にはさまざまな医療関連法規がある

◎医療機関の運営、診療報酬制度、医師免許などさまざまな法律がある

医療機関を運営したり、保険診療をおこなうにあたってはさまざまな法律が定められています。医療法、医師法、療養担当規則などが代表的です。

医療法は、「医療を提供する体制の確保」を目的として制定されており、医師法では、医師免許についてや業務内容について定められています。

療養担当規則とは、医療機関内でおこなわれる診療について細かく規定されているものです。たとえば、注射という診療行為をおこなう場合を例に抜粋してみましょう。

四　注射

イ　注射は、次に掲げる場合に行う。

（1）経口投与によって胃腸障害を起すおそれがあるとき、経口投与をすることができないとき、又は経口投与によっては治療の効果を期待することができないとき。

（2）特に迅速な治療の効果を期待する必要があるとき。
（3）その他注射によらなければ治療の効果を期待することが困難であるとき。
ロ　注射を行うに当たっては、後発医薬品の使用を考慮するよう努めなければならない。
ハ　内服薬との併用は、これによって著しく治療の効果を挙げることが明らかな場合又は内服薬の投与だけでは治療の効果を期待することが困難である場合に限って行う。
ニ　混合注射は、合理的であると認められる場合に行う。
ホ　輸血又は電解質若しくは血液代用剤の補液は、必要があると認められる場合に行う。

このような場合に限って、点滴注射を実施してよいとされています。

このように療養担当規則では、各診療について事細かに定められています。医療事務職員は日常の業務を遂行するにあたって、これらのことを十分理解しておかなければいけません。

昨今は、医事裁判なども多くなり、以前にも増してきちんと知識として理解しておく必要性が高くなっています。

医療事務をする上で関係してくる法律

医療法

（例）
第一条　この法律は、医療を受ける者による医療に関する適切な選択を支援するために必要な事項、医療の安全を確保するために必要な事項、病院、診療所及び助産所の開設及び管理に関し必要な事項並びにこれらの施設の整備並びに医療提供施設相互間の機能の分担及び業務の連携を推進するために必要な事項を定めること等により、医療を受ける者の利益の保護及び良質かつ適切な医療を効率的に提供する体制の確保を図り、もつて国民の健康の保持に寄与することを目的とする。

医師法

（例）
第一条　医師は、医療及び保健指導を掌ることによって公衆衛生の向上及び増進に寄与し、もって国民の健康な生活を確保するものとする。
第二条　医師になろうとする者は、医師国家試験に合格し、厚生労働大臣の免許を受けなければならない。

健康保険法

（例）
第１条　この法律は、労働者の業務外の事由による疾病、負傷若しくは死亡又は出産及びその被扶養者の疾病、負傷、死亡又は出産に関して保険給付を行い、もって国民の生活の安定と福祉の向上に寄与することを目的とする。

保健医療機関及び保険医療養担当規則

（例）

（療養の給付の担当の範囲）

第一条　保険医療機関が担当する療養の給付並びに被保険者及び被保険者であつた者並びにこれらの者の被扶養者の療養（以下単に「療養の給付」という。）の範囲は、次のとおりとする。
一　診察
二　薬剤又は治療材料の支給
三　処置、手術その他の治療
四　居宅における療養上の管理及びその療養に伴う世話その他の看護
五　病院又は診療所への入院及びその療養に伴う世話その他の看護

5

基本・その4

患者さんが持ってくるさまざまな保険証を理解していないと仕事にならない

◎理解不足が患者さんに迷惑をかけたり、トラブルの元になったりする

医療機関に来院する患者さんは、さまざまな保険証を持ってきます。健康保険（社会保険）や国民健康保険だけでなく、高齢者医療や公費負担医療など多種多様にわたります。

患者さんが持ってくる保険証は受付に提出されますので、医療事務職員が保険制度を理解して迅速な対応をしないと、不必要に患者さんを待たせることになります。

医療保険制度には、職場で勤務する方を対象として社会保険（職域保険）や自営業者を対象とした国民健康保険、75歳以上の高齢者を対象とした後期高齢者医療制度がありますが、公費で負担される制度もあります。公費負担医療では一部負担金が軽減されている場合も多く、会計でもミスをしやすいところですが、それもトラブルの原因となります。公費負担制度の代表的なものは次のようなものが挙げられます。

◎生活保護法（法別番号12）

生活保護法では、第一条において次のように目的を規定しています。

「この法律は、日本国憲法第25条に規定する理念（生存権及び基本的人権）に基き、国が生活に困窮するすべての国民に対し、その困窮の程度に応じ、必要な保護を行い、その最低限度の生活を保障するとともに、その自立を助長することを目的とする。」

保護には8種類の扶助（1．生活扶助、2．教育扶助、3．住宅扶助、4．医療扶助、5．介護扶助、6．出産扶助、7．生業扶助、8．葬祭扶助）があり、他の法律や制度を活用してもなお、生活の維持ができず、医療や教育なども受けられない場合に適用されます。

また、申請先等については「福祉事務所」、請求先については「支払基金」となります。

◎感染症の予防及び感染症の患者に対する医療に関する法律

感染症の予防や感染患者に対する医療に関する法律で、具体的には医療関係者の予防施策の協力や届出の義務及び医療機関の指定などについて定められています。

感染症の区分は感染症を一類～五類感染症及び新型インフルエンザ等、指定感染症、新感染症に区分しています。

・一類感染症……エボラ出血熱、クリミア、ラッサ熱等
・二類感染症……結核、ジフテリア、RSコロナウイルス等
・三類感染症……コレラ、細菌性赤痢、腸チフス等
・四類感染症……E型・A型肝炎、狂犬病、鳥インフルエンザ等
・五類感染症……メチシリン耐性黄色ブドウ球菌感染症、ウイルス性肝炎（E型・A型除く）等

また、結核は長期にわたる療養が必要で医療費についても多額となる病気の1つであり、法律の適用対象となる結核患者は、指定医療機関で化学療法・結核菌検査・医療機関への収容などの医療が受けられます。

（1）一般患者に対する医療（適正医療）（法37条の2）

公費負担対象医療

結核の治療のための投薬（＊）・注射（＊）・処置・手術・検査・画像診断は感染症法により指定されています。指定されていない項目については公費負担の対象外になりますので注意が必要です。又、風邪やケガなどの疾病で受診の場合も公費負担対象外になります

と、公費負担は全額ではなく公費対象医療の95％に相当する額になります（但し、医療保険加入者は医療保険が優先になり、残額が公費負担になります）。

＊薬剤については、抗結核剤と併用薬（副腎皮質ホルモン剤）が対象。

（2）入院勧告を受けた患者に対する医療（命令入所）（法第37条）

同居者に伝染させるおそれのある場合や接客業に従事する者への従業を禁止する場合に結核指定医療機関への入所を勧告するものです。医療費は一部の場合を除き全額公費負担になります。（戦傷病者特別援護法の規定を受けている場合及び患者又は扶養義務者の所得税額が147万円を超えている場合）

◎精神保健及び精神障害者福祉に関する法律

精神障害者の発生の予防や、その他国民の精神的健康の保持と増進を図る事及び、罹患した場合には、医療と保護をおこない、社会復帰を促すことを目的としています。

公費負担医療制度一覧

<table>
<tr><th colspan="2">区　分</th><th>法別番号</th><th>給付内容</th></tr>
<tr><td rowspan="4">感染症の予防及び感染症の患者に対する医療に関する法律</td><td>結核患者の適正医療（法第37条の2関係）</td><td>10</td><td>結核医療基準及び結核治療方針による適正医療</td></tr>
<tr><td>結核患者の入院（法第37条関係）</td><td>11</td><td>命令入所</td></tr>
<tr><td>一類感染症等の患者の入院（法第37条関係）</td><td>28</td><td rowspan="2">新感染症、一類等感染症に対する入院医療（指定医療機関）</td></tr>
<tr><td>新感染症の患者の入院（法第37条関係）</td><td>29</td></tr>
<tr><td colspan="2">生活保護法による医療扶助（法第15条関係）</td><td>12</td><td>健康保険と同じ。医療扶助</td></tr>
<tr><td rowspan="2">戦傷病者特別援護法</td><td>療養の給付（法第10条関係）</td><td>13</td><td rowspan="2">療養手当・補装具の支給・国立保養所への入所</td></tr>
<tr><td>更生医療（法第20条関係）</td><td>14</td></tr>
<tr><td rowspan="4">障害者自立支援法</td><td>更生医療（法第5条関係）</td><td>15</td><td rowspan="4">補装具の支給・更生援護施設利用</td></tr>
<tr><td>育成医療（法第5条関係）</td><td>16</td></tr>
<tr><td>精神通院医療（法第5条関係）</td><td>21</td></tr>
<tr><td>療養介護医療（法第70条関係）及び基準該当療養介護医療（法71条関係）</td><td>24</td></tr>
<tr><td rowspan="2">児童福祉法</td><td>療育の給付（法第20条関係）</td><td>17</td><td></td></tr>
<tr><td>障害児施設医療（法第24条の20関係）</td><td>79</td><td>補装具の支給の支給・里親制度・施設入所</td></tr>
<tr><td rowspan="2">原子爆弾被爆者に対する援護に関する法律</td><td>認定疾病医療（法第10条関係）</td><td>18</td><td rowspan="2">健康診断の実施・各種手当ての支給</td></tr>
<tr><td>一般疾病医療費（法第18条関係）</td><td>19</td></tr>
<tr><td>精神保健及び精神障害者福祉に関する法律</td><td>措置入院（法第29条関係）</td><td>20</td><td>措置入院、緊急措置入院</td></tr>
<tr><td colspan="2">麻薬及び向精神薬取締法による入院措置（法第58条の8関係）</td><td>22</td><td>入院措置</td></tr>
<tr><td rowspan="3">母子保健法</td><td>保健指導（法第10条関係）</td><td rowspan="3">23
（養育医療）</td><td rowspan="3"></td></tr>
<tr><td>健康診査（法第12条関係）</td></tr>
<tr><td>養育医療（未熟児）（法第20条関係）</td></tr>
<tr><td colspan="2">中国残留邦人等の円滑な帰国の促進及び永住帰国後の自立の支援に関する法律による医療支援給付（法第14条4項）</td><td>25</td><td></td></tr>
<tr><td colspan="2">心神喪失等の状態で重大な他害行為を行った者の医療及び観察等に関する法律による医療の実施に係る給付（法第81条関係）</td><td>30</td><td></td></tr>
</table>

6

基本・その5

レセプト審査システムの知識があればミスは防げる

◎レセプト請求事務、記載事項を誤ると、査定・返戻《へんれい》を受け、ときに行政指導や監査にもつながる……

レセプト請求事務、記載事項などを誤れば、査定・返戻を受けることになり、行政による指導や監査にもつながりかねません。

こうしたミスは、事務職員の知識で防げる部分がたくさんあります。

レセプトを提出した後、その内容に対してさまざまなチェックがおこなわれることはこれまでも解説してきましたが、審査支払機関（支払基金や国保連合会）や保険者によるレセプトの審査だけではなく、行政による指導や監査もおこなわれます。

審査により査定や返戻を受けるケースは増加傾向にあり、次頁の表は、支払基金による査定の合計点数を示したもので、査定される点数は、年々増加傾向にあることが見て取れます。

レセプトは、請求後に審査支払機関である社会保険診療報酬支払基金（支払基金）や国民健康保険団体連合会（国保連）が内容を審査・点検し、保険者に送られます。保険者（健

支払基金における査定点数の推移

	平成29年度		平成30年度		令和1年度	
	件数	点数（千点）	件数	点数（千点）	件数	点数（千点）
単月点検分	5,713,875	3,119,160	5,836,673	3,129,457	5,332,559	2,973,495
突合点検分	1,457,150	449,268	1,406,894	396,332	1,496,620	384,551
縦覧点検分	1,143,996	327,864	1,177,600	338,950	1,116,620	325,372
査定合計	8,315,021	3,896,292	8,421,167	3,864,739	7,945,799	3,683,418

●出典：支払基金の発表データを元に作成

保組合や国保を運営している自治体など）では、さらに審査・点検がおこなわれ、保険者自らが審査・点検をおこなう以外に、レセプト点検代行業者に業務を委託することもあります。

レセプトが電子化されたことで、点検は効率的におこなわれるようになり、平成31年3月の件数ベースでは94％が電子レセプトによる請求がおこなわれています。

たとえば、従来は１５００点以上の調剤レセプトを対象におこなわれていた突合点検や縦覧点検は、12年3月以降はすべてのレセプトで実施されるようになりました。レセプトの点検には、単月点検、突合点検、縦覧点検、横覧点検があり、査定も返戻も、これらの点検でピックアップされ、各医療機関に通達されます。

◎単月点検

算定している点数などを点検し、疑義のあるものをピックアップしていきます。

単月分のみのチェックで審査が完結するものを単月点検と呼んでいます。

◎突合点検

調剤薬局が処方箋を受け付けた際に提出する調剤レセプトと病院や診療所が提出する医

科レセプトを、患者単位で突き合わせて点検することを突合点検と言います。

医薬品の適応と病名が合致しているか、用法・用量が適切かといった項目がチェックされ、不適切と判断された場合、通常は医科レセプトから減額されますが、処方箋の内容と異なる調剤を薬局がおこなっていた場合、薬局の支払額から減額されることもあります。

◎縦覧点検

同一医療機関が提出した、同一患者のレセプトを、複数月分にまたがって点検することを縦覧点検と言います。期間内の算定回数が許容範囲内でなかったり、特定の診療行為が過剰に請求されていないかなどがチェックされます。

◎横覧点検

同一医療機関の入院分と入院外のレセプトや、複数科にまたがったレセプトを照合して点検することを横覧点検と言います。

主に病院のレセプトを対象におこなわれます。審査の結果、問題があれば、以下のように返戻や査定がおこなわれることになります。

突合点検でチェックする内容

区　分	チェック内容	チェック条件
算定ルールチェック	医科・歯科のレセプトに記録されている処方せん料の種類と調剤レセプトに記録されている医薬品の品目数の適否など	医科・歯科のレセプトでは、7種類未満の内服薬の投与をおこなった場合の処方箋料が算定されているのに対して、調剤レセプトで7種類以上の内服薬が記録されていないか、など
医薬品チェック	適応症	調剤レセプトに記録されている医薬品に対する適応傷病名が、医科・歯科レセプトに記録されているか
	投与量	調剤レセプトに記録されている医薬品の投与量が、医科・歯科レセプトに記録されている傷病名に対する投与量として妥当か
	投与日数	調剤レセプトに記録されている医薬品の投与日数が制限を超えていないか
	傷病名と医薬品の禁忌	調剤レセプトに記録されている医薬品の禁忌病名が医科・歯科レセプトに記録されていないか
	医薬品と医薬品の併用禁忌	調剤レセプトに記録されている医薬品の中に併用禁忌、併用注意に該当するものはないか

縦覧点検でチェックする内容

区　分	チェック内容	チェック条件
算定ルールチェック	一定期間内における算定回数などの適否	３カ月に１回を限度として算定できる診療行為が、３カ月に２回以上算定されていないか、など
医薬品チェック	投与量	突合点検と同様
	投与日数	突合点検と同様
診療行為チェック	実施回数	特定の診療行為が過剰に算定されていないか
過去の審査履歴に照らしたチェック	過去の査定事例と同じ請求の有無	前月の査定事例と同じ請求が同一患者についておこなわれていないか

◎返戻

レセプト請求上のケアレスミスの指摘ですが、修正して再提出すると、認められることも多くあります。

保険資格に関することや、診療内容と病名の不一致などが該当することが多く、具体的には、保険資格が審査支払機関で確認できない場合などが挙げられます。

理由はケースによりさまざまですが、入力時の確認が不十分なケースが多いと考えられます。返戻されると、そのレセプトに関する報酬のすべての入金が遅れることになります。

◎査定（減点）

過剰請求や不必要な医療行為などが原因となり、保険者からの支払い額が減額されることを査定と呼んでいます。

算定要件を満たしていないにもかかわらず算定した点数や、過剰あるいは不必要な医療行為に関する点数が、支払額から差し引かれることになります。

査定を受けると、レセプトが減額されるだけで済むとは限らず、審査機関から情報提供を受けて、行政当局が指導に乗り出すこともあるため、事務職員は十分に認識し業務にあたる必要があります。

都道府県や厚労省がおこなう〝行き過ぎた指導や監査〟が医療現場で問題視されている「指導」とは、各地方の厚生局が中心となり、都道府県や厚生労働省などが加わっておこなう、医療行為やレセプト請求などの全体的なチェック行為のことを言います。

当局が不適切と考える医療行為・レセプト請求をおこなっている医療機関に対して、その是正に向けた〝アドバイス〟をおこなうのが目的とされています。

そのアドバイス方法が、時に問題視されることもあります。指導における内容に行き過ぎがあるとして、医師会などから批判の声が挙がることもあります。

指導時の叱責や罵倒などを苦に、医師や歯科医師が自殺したとする事件が、これまで複数発生し、参議院でも取り上げられ問題とされました。

では、不当な医療行為さえしていなければ、指導を受けることはないのでしょうか？

筆者はそれにはやや否定的です。**現行の保険診療のしくみでは、実際におこなった行為が適切か否か、判断が難しいケースも多々ありますが、医療機関と指導官の間で算定要件の解釈が異なることも少なくありません。**

指導には、「集団指導」「集団的個別指導」「個別指導」があり、集団指導は新規開業時などに一律におこなわれるもので、大した問題ではありません。

運営上問題となるのは、集団的個別指導および個別指導です。個別指導のほうがより厳しいと言えますが、指導の実施主体は、法文上では厚生労働省、地方厚生（支）局、都道府県が共同でおこなうとされています。

◎集団指導

「集団指導」とは、おおまかに言えば、「会場」の一室に医師を集め、講習などを受講させるものになります。選定基準は、

（1）新規（約1年以内）に保険医療機関に指定された医療機関

（2）診療報酬の改定時、保険指定の更新時、保険医の新規登録時などに実施する指導となります。

◎集団的個別指導

面談方式で指導官から個別に説明を受け、指導の度合いが強まるのが集団的個別指導です。

保険医療機関に対する指導の指針である厚生労働省の「指導要綱」において、集団的個

別指導は「地方厚生（支）局および都道府県が共同で指導対象となる保険医療機関等を、一定の場所に集めて個別に簡便な面接懇談方式によりおこなう」とされています。

集団的個別指導の選定基準は、非常に形式的なもので、診療報酬明細書1件当たりの平均点数が高い順に選定するよう決まっています。

◎個別指導

個別指導は、個別に面接懇談方式によりおこなわれます。個別指導は実施主体によって3種類に分かれます。

集団的個別指導の結果、指導対象となった大部分の診療報酬明細書について、適正を欠くものが認められた場合や、翌年度の実績においてもなお高点数に該当した場合は個別指導に移ることになります。

また、支払基金や保険者、患者などからの情報提供により、必要と認められた場合にも個別指導がおこなわれることがあります。

個別指導の結果、評価が「再指導」または「経過観察」となった医療機関で、改善が認められない場合や、監査で戒告または注意を受けた医療機関も対象となります。

個別指導の内容は様々で、記載内容、算定した点数の要件不足、施設基準の不備などが指導されることになります。

個別指導後、「概ね妥当」「経過観察」「再指導」「要監査」の4段階で評価（措置）され、要監査となれば後日監査がおこなわれます。また、再指導の評価を受け、再び指導がおこなわれても改善が見られない場合も監査に移行することになります。

個別指導の内容は、集団的個別指導と比較してもかなり厳しく、指摘された項目に関する報酬の自主返還を求められることも多くなります。

◎監査

診療報酬の請求に不正または著しい不当が疑われる場合におこなわれるもので、出頭要請、または指導官による立入検査などがおこなわれます。

監査後の行政措置には、「指定・登録取り消し」「戒告」「注意」があり、不正や不当の事実が認められた場合は、この期間内の全患者分の診療録を対象とした自主点検、および原則として過去5年分の不正請求額に相当する金額の返還を求められることになります。

最も重い処分は「指定・登録取り消し」で、故意による不正請求をおこなった場合や、重大な過失により不正請求をおこなった場合などに、この処分が下されます。

「戒告」は、重大な過失により不正請求をおこなった場合や、軽微な過失により不正請求をしばしばおこなった場合などに下されます。

「注意」は、軽微な過失により不正請求をおこなった場合に下されます。

指定を取り消された後の再指定について、行政側は5年間再指定を拒むことができますが、必要な場合にはすみやかに再指定がおこなわれることもあります。実際は再指定を届け出ず自主廃業することも多くなっています。

このほか、「指定取消相当」という措置もあります。これは、「本来指定取消をおこなうべき機関が、処分前に廃止した場合」におこなわれる扱いのことで、登録取消相当とは、「本来登録取消をおこなうべき保険医が、処分前に登録抹消をした場合におこなわれる」扱いを言います。

行政処分の結果は毎年、「保険医療機関等の指導・監査等の実施状況」として公表されています。

審査と、指導・監査のしくみ

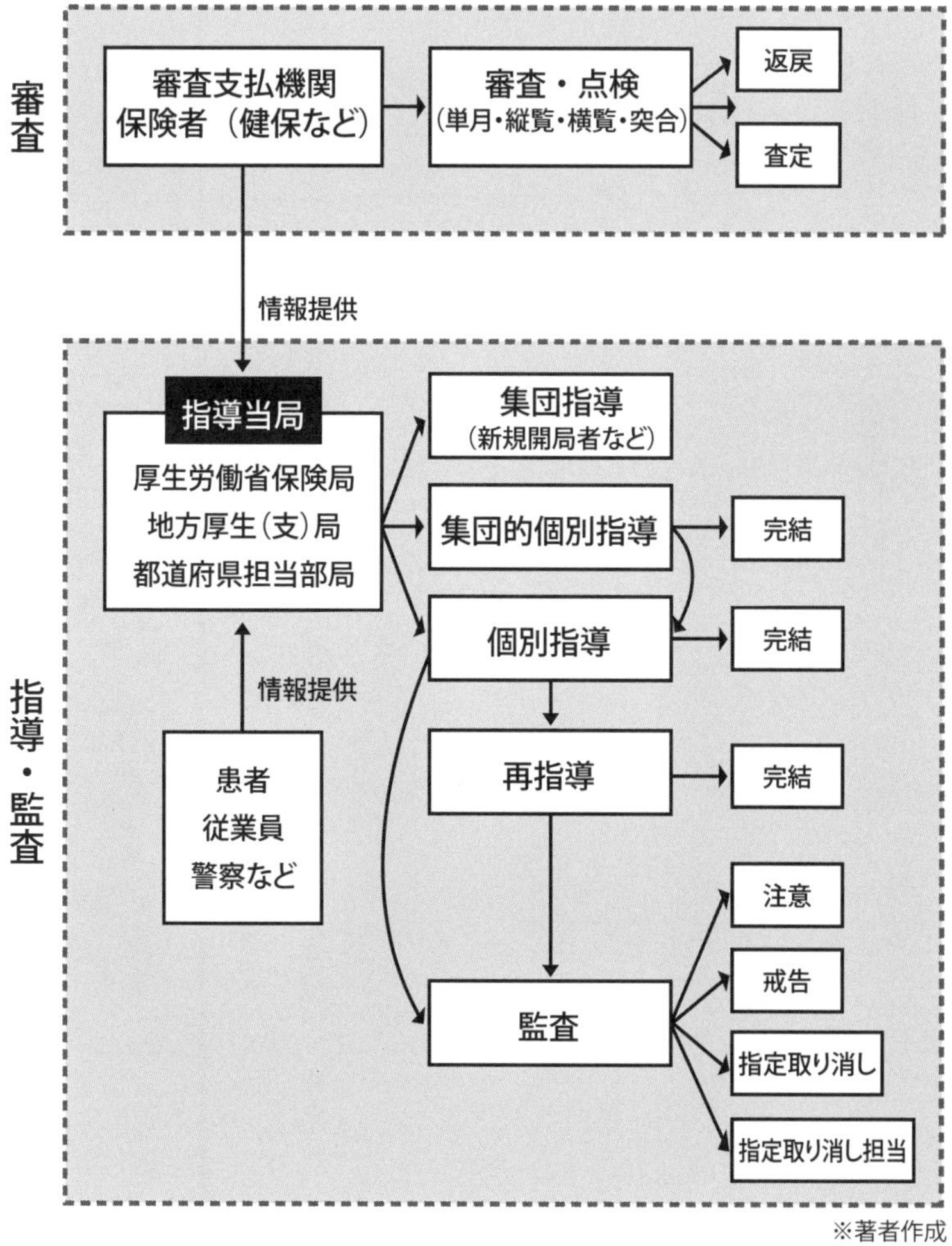

※著者作成

7

基本・その6

"レセプト点検"医学的知識があるとができるようになる!!

◎病気、治療、調剤の基本知識は必須!

医療事務の必要性のところでも触れたように、レセプト点検という業務があります。

これは、病名と診療内容の整合性を確認する作業ですが、この点検をおこなう上で、医学的な知識が必要となります。

例として、投薬と検査の場合を見ていきましょう。

◎投薬の場合

ＰＬ顆粒３・０ｇを５日分投与している場合を想定すると、このＰＬ顆粒という薬剤はどのような病気に対して効果があるのかを知っていなければレセプト点検をおこなうことはできません。

この判断ができないと、病名と診療内容の点検は不可能です。

このケースでは、ＰＬ顆粒は「感冒もしくは上気道炎に伴う次の症状の改善及び緩和↓鼻汁、鼻閉、咽・喉頭痛、頭痛、関節痛、筋肉痛、発熱」と薬価基準（医療機関が使用することを認められている薬剤について規定されているもの）に定められています。

したがって、レセプトの病名欄にこれらいずれかの疾患がないものは保険適応として認められないということになります。

◎検査の場合

血液検査として、ＨＣＶ抗体価精密測定、ＨＢｓ抗原、ＨｂＡ１ｃがおこなわれたとしましょう。

レセプトの病名を見てみると、「肝機能障害の疑い」という記載がありました。

このように、ある病気の疑いがあることを記載したものを「疑い病名」と言います。

しかし、はたしてこの疑い病名のみで上記の血液検査は保険が適応されるのでしょうか？

答えは「ＮＯ」です。

ＨＣＶ抗体価精密測定、ＨＢｓ抗原はたしかに肝機能を調べているものですが、ウイルス性の肝疾患を調べる検査です。

したがって、ウイルス性肝炎の疑いやB型・C型肝炎の疑いや、確定診断（病名を確定するための診断）が必要となります。

ＨｂＡ１ｃは、糖尿病に関係する検査です。したがって、糖尿病の確定診断か疑い病名が必要となります。

このように、医療事務職員がおこなうレセプト点検では、さまざまな医学知識が必要となることがおわかりいただけたと思います。

誤解のないように付け加えますが、このようなレセプト点検をおこない、間違いが発覚した場合、医療事務職員の判断で病名を追加することはできません。

必ず、診療を担当したドクターに確認してもらい、病名をつけていただきます。

しかし、医療事務職員もこのようなことが判断できるくらいの医学的知識を持つことはとても重要なのです。

8 医療事務の知識はどのようなところで学んだらいいの？

◎自分で学ぶ方法は？　医療事務教育の現状を教えて？

医療事務系職員を養成する教育機関は多岐にわたります。

・社会人向けに短時間でおこなわれている短期講座
・在宅で学習する通信教育
・厚生労働省が実施する求職者支援制度

など数多くの講座が開講されています。

各々の実際のカリキュラムや学習先を選ぶ上でのポイントなどについて見てみましょう。

◎カリキュラム

医療事務を学習するにはさまざまな方法があります。

社会人の方を対象とした短期講座や通信講座、高校を出て進学する短期大学や専門学校、社会人が転職する際に受講される求職者支援制度などのいわゆる基金訓練などが挙げられます。各々に特徴がありますのでご自身にあった講座を選択しましょう。

◎社会人向け短期講座

社会人が働きながら学ぶことができるように、土曜日や日曜日または夜に開講されていることが特徴です。

時間的には30時間〜80時間位で設定されていることが多いようです。金額としては各教育機関で様々ですが、概ね10万円程度になっています。

◎短期大学や専門学校

2年間で学習することになりますので、かなり本格的な講義になります。特徴としては必要となる知識に対する個別の講義がおこなわれている点です。たとえば、医療保険制度などの学習をしますが、短期講座では3時間程度で終了してしまいますが、医療保険Aとかという科目があり約50時間弱の講義が設定されています。

したがってかなり詳細な講義が受けられることになります。カリキュラム例を記載しますので、参考にしてください。

医療事務のカリキュラム例

【○○短期大学　○○学科　専門教育科目】

科目名	授業形態	単位	期間	1年次		2年次		備考
				前期	後期	前期	後期	
医療保険(日)	講議	2	半期	②				
医療保険(月)	講議	2	半期	②				
診療報酬請求務Ⅰ　外来	演習	6	半期	⑥				
診療報酬請求事務Ⅱ　外来	演習	6	半期		⑥			
診療報酬請求事務Ⅲ　入院 ～応用A～	演習	4	半期			④		
調剤報酬請求事務	演演	2	半期				2	
診療報酬請求事務演習	演習	2	半期				2	
基礎医学Ⅰ	講議	2	半期	②				
基礎医学Ⅱ	講議	2	半期		②			
臨床医学	講議	2	半期			2		
薬学概論	講議	2	半期			②		
医事コンピュータⅠ　外来	実習	2	半期	④				
医事コンピュータⅡ　入院	実習	2	半期		④			
電子カルテ	実習	2	半期			④		
マナー接遇（医療）	演習	2	半期				2	
病院管理論	演習	2	半期			2		
医師事務作業補助業務	演習	2	半期			②		
病院実習	実習	3	集中				☆	
医療倫理	講議	2	半期			2		
医療心理	講議	2	半期			2		
ゼミⅠ	演習	1	半期		②			
ゼミⅡ	演習	2	通年			②	②	

※開講時期の数字は授業時間を示します。（表記　2=2時間=90分授業　4=4時間=180分授業）
※開講時期の数字が○で囲んでいる科目は「必修科目」を示します。（表記　(月)、(水)）
※☆印は、夏期集中授業を示します。

◎求職者支援制度

求職者支援制度とは、厚生労働省が実施している失業されている方の再就職を支援するための訓練講座です。独立行政法人高齢・障害・求職者雇用支援機構が民間に訓練を委託しておこなうもので、２０１１年10月１日からスタートしました。

具体的には、雇用保険を受給できない失業者の方に対し、無料の職業訓練（求職者支援訓練）を実施し、本人収入、世帯収入及び資産要件等、一定の支給要件を満たす場合は、職業訓練の受講を容易にするための給付金を支給するとともに、ハローワークにおいて強力な就職支援を実施することにより、安定した「就職」を実現するための制度です。

最近は全国で多くの講座が開講されていますが、国の管轄しているタイプの講座と各都道府県の予算で実施されているタイプのものがあります。

おおむね3ヵ月程度で実施される講座が多いようですが、座学を3ヵ月受けた後実務研修という医療機関におこなって実務を経験するタイプのものや6ヵ月コースの講座も開講されています。内容的には、３ヵ月講座で３２４時間の講義時間が設定されています。通常の短期講座と比較するとかなりの時間数が設定されていますので、じっくり知識を習得することができます。

受講するにはご自身に受講する資格があるかなどハローワークなどに問い合わせてみま

しょう。医療に関する講座はかなり人気があるので講座によっては面接をおこなって選考しているケースが大半です。講座のタイプは医療＋調剤や医療＋介護というように幅広く学習できることも特徴と言えます。

◎医師事務作業補助講座

最近、流行の医療事務系資格であることは先に述べましたが、このタイプの講座は短期講座が中心におこなわれています。短期大学でも対応しているところはありますが、まだ少ない状況です。短期講座でも開講している教育機関が限定されますのでご自身の地域で開講されているところを調べてみましょう。

◎医療事務職員を採用する際に人事担当者が重視している知識

次のグラフは事務職員を採用する際にどのような知識を望んでいるかを医療機関の人事担当者に取ったアンケートのデータです。このグラフを見ると、診療報酬制度や保険制度、医学知識など多岐にわたることがわかります。講座を選ぶ際もこのような学習が充実しているものを選択する方が賢明と言えるでしょう。

人事担当者は医療事務職員にどんな知識を求めているのか

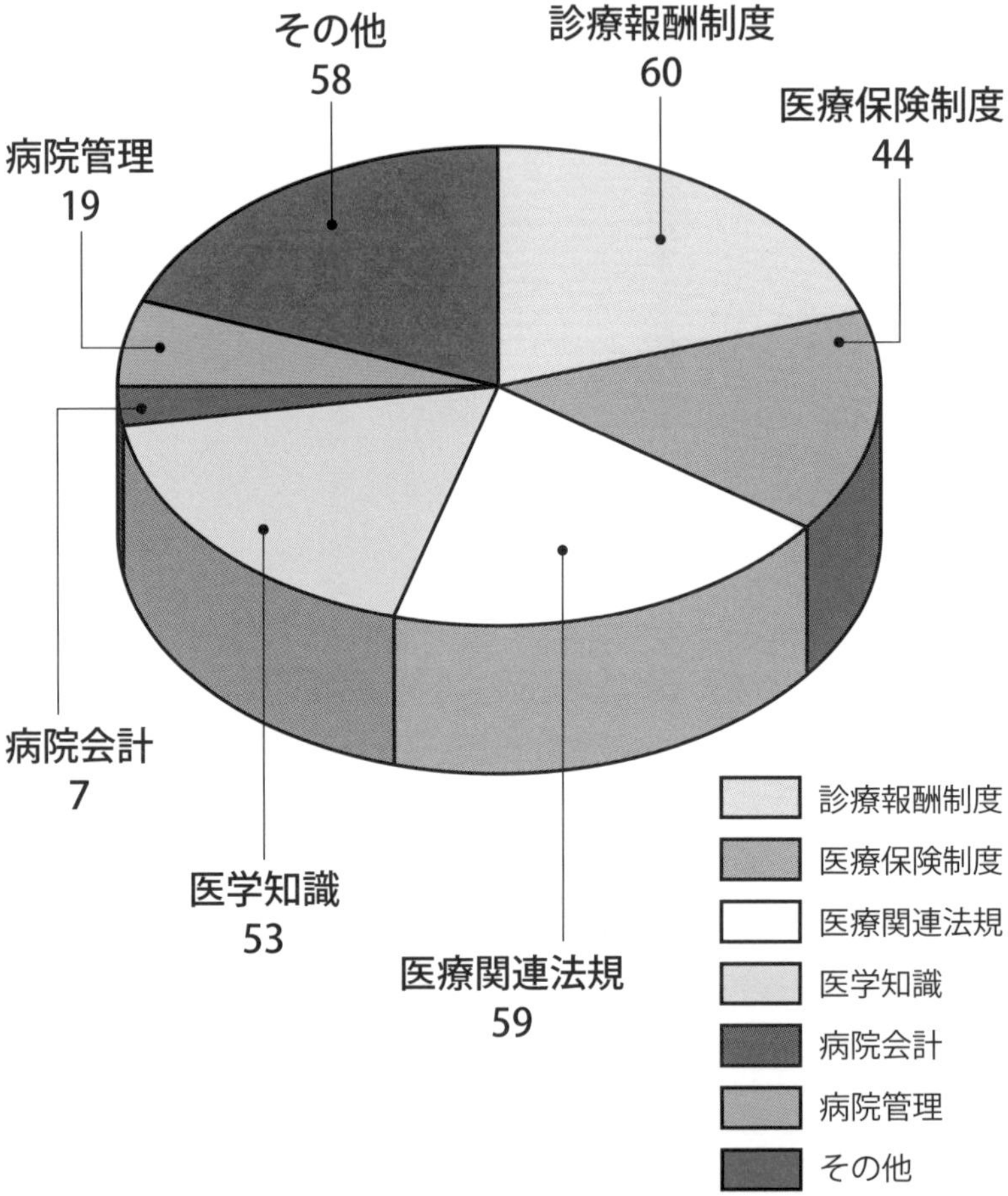

※独自調査により著者作成

9 医療事務の資格にはどのようなものがあるのか

◎講座実施団体主催のものと独立系の大きく2つがある

医療事務に関する資格試験はさまざまな団体が実施しています。

多くの資格試験では年齢や実務経験は不問にしていることが多いですが、一部の検定試験では、定められたカリキュラムを実施している団体に対して受験資格を与えている場合もあります。

資格試験は、大きく2つに分類することができます。

まず、医療事務講座の実施団体又は関連団体がおこなっている検定試験、もう一つは講座を開講していない団体が実施している独立系の団体になります。

出題内容や合格率については主催団体によりさまざまですが、一般的に最も難易度が高いといわれているのは財団法人日本医療保険事務協会主催の診療報酬請求事務能力認定試験です。

他の検定試験では合格率が比較的高いものが多いですが、同協会の検定試験については平均30％程度と難易度が高いと言えます。

各教育機関が医療事務関連の講座を開講していますが、最終的な目標にしている検定試験はほとんどの場合、診療報酬請求事務能力認定試験と言えます。

医療機関に就職した場合は、資格手当てなどを支給している場合もあることから積極的に検定試験にチャレンジするといいでしょう。

また、各種検定試験については書籍や資料などの持ち込みを認めている場合が多いのも特徴です。検定試験を受験する際は多くのテキストを持ち込むのではなく、できる限り資料をまとめ効率よく検索ができるように整理しておくことも有効です。

受験する検定試験にはどのような出題傾向があり、どの資料を持ち込むのが有効なのかを検討し受験に望むようにしましょう。

パート4

クラーク業務から高収入も狙える
専門コンサルまで
医療事務で食べていく方法は
多岐にわたっている！

1 メディカルクラーク、病棟クラークと呼ばれる「クラーク業務」の仕事とは何か

◎医事課の業務とクラーク業務では、考えることが違ってくる

ここまでは、医療事務職員、特に医事課にまつわる業務を中心として解説してきました。就職を考えた場合、受付業務や請求業務を担当する医事課に配属されることが多くなります。

本パートでは、いくつか医事課以外の就職可能な職種について見ていきましょう。

メディカルクラークや病棟クラークと呼ばれる業務があります。

医療機関によって呼び方や業務内容は異なりますが、概ね担当している業務は「病棟内で発生する事務処理」「請求業務」「看護補助的業務」となります。

代表的な業務として、病棟内で発生する事務処理を見てみましょう。

◎病棟内（ナースステーション）で発生する事務処理

看護事務と言われていた業務ですが、医師の回診の準備や処理、物品管理、入院患者の

カルテ作成、来客への対応、ナースコールの対応などが挙げられます。

特に回診処理は中心的な業務となります。

外来とは異なり患者さんの診察は医師が病室を回ります。これを回診と呼びますが、外来と同様に患者さんに対しての医療行為の指示はこの回診によっておこなわれます。検査、食事、投薬、注射、手術など様々な指示が出されます。外来と比較すれば重症な患者さんが多いことから内容はかなり複雑と言えます。

たとえば、回診で次のような指示が出たとしましょう。


B-AST、ALT、Ca、TP、K、血糖

これは、血液検査の項目になります。

医事課では、

「前記検査項目が何点か？」

「対象となる病気は何か？」

を考える必要がありますが、クラーク課の職員では異なります。

クラーク課の場合は、

●「血液は何ｃｃ必要か？」
●「血液を入れる用器（スピッツ）はどの種類が何本必要か？」

を考えるのです。

さて、今回の場合、ＡＳＴ、ＡＬＴ、Ｃａ、ＴＰ、Ｋについては、同じスピッツで５ｃｃの血液を入れることにより検査がおこなえます。

ただし、血糖に関しては、別に血糖用のスピッツが必要となり２ｃｃの血液が必要です。

したがって、血液は合計７ｃｃ、スピッツは２本を準備し、検査伝票に記載します。

この検査伝票を看護師が確認し、採血をおこない、準備されているスピッツに入れて保管します。

この検体を検査科の職員が検査室へ持ち帰り、検査を実施し、検査結果が医師へフィードバックされます。

もし、クラーク課の職員が伝票の作成を間違えていたとしたらどうなるでしょう？

最悪の場合、医師が指示した検査を実施することができず、病気の発見が遅れてしまうことも考えられます。このようなことからクラーク課の業務は医療行為と密接な関係があり、ミスをおこすと患者さんの治療にも悪影響を及ぼすのです。

2 医業経営コンサルタント等の道も開かれている「診療情報管理」の仕事とは何か

◎診療報酬の算定漏れの調査などの業務がある

以前は診療録管理と呼んでいましたが、昨今は、診療情報管理という表現が使用されるようになりました。社団法人日本病院会が認定している「診療情報管理士」も、従来の通信教育だけではなく、実際に講義を受けて学習できる教育機関も相当数に上ります。

２０００年の診療報酬改定で診療録管理体制加算が新設されました。これは、事務職員の評価が初めて診療報酬に反映されたという点から大きな改定であったと言えます。

今後の医療機関では、ＤＰＣ点数（包括支払制度）を算定するケースが増大することが予測されているため、診療情報管理士の活躍の場はますます広がるでしょう。

具体的な業務内容は次のようなものがあります。

・コンサルタントの「算定漏れ調査」の仕事

医業経営コンサルタントといっても担当する分野が多岐に分類されます。医業経営そのものを指導する者、診療所などを開業する際におこなうコンサルタント、診療報酬算定に関するコンサルタント、ＩＳＯなどの機能評価に対するコンサルタントなどが挙げられます。

算定漏れ調査とは、医療機関からの要請でおこないますが、実際におこなわれている診療行為が正確にレセプトに反映されているかを調査することです。医療機関としては、作成しているレセプトの状況を正確に把握することにより、さらに完成度の高いレセプト請求をおこなうことを目的としています。一般的な算定漏れ調査は次のような流れになります。

◎算定漏れ調査の流れ

ステップ1　状況確認

状況確認では、現在のレセプトを事前に参照しレセプト担当者（多くの場合は医事課長）と現状の請求についての打ち合わせをおこないます。

この打ち合わせは作業の方向性や方法、日程を確定する上でとても重要です。ここで調査方法などを確定し実際の調査に入ります。

ステップ2　事務点検

まずは、レセプト点検の項でも解説した事務点検をおこないます。ただし、レセプト作

医業経営コンサルのレセプト、請求算定漏れ調査の流れ

- ステップ 1　状況確認
- ↓
- ステップ 2　事務点検
- ↓
- ステップ 3　内容点検
- ↓
- ステップ 4　関係職員へのヒアリング
- ↓
- ステップ 5　集　計
- ↓
- ステップ 6　報告会
- ↓
- ステップ 7　講習会などによる職員教育

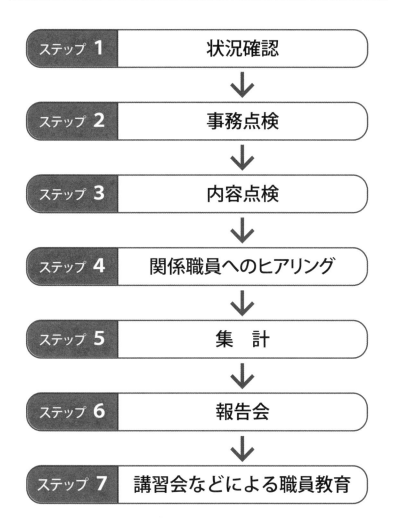

成でおこなう事務点検よりはやや範囲が広がります。

事務点検では、定期的な点検をおこなうことは少ないですが、看護記録なども確認します。実際、医療事務職員は各種伝票や医師記録、熱型表などで入力をおこないますが、看護記録については時間的な問題もあり確認作業をおこなっていないケースがあります。

しかし、時間外などにおこなわれた医療行為で、看護記録には記載されているが会計に反映されていないことが多くみられます。このような事を拾い出す作業として看護記録の確認作業は欠かせないのです。

ステップ3　内容点検

次に内容点検をおこないます。

内容点検とは、病名と医学的、診療報酬算定上の整合性を確認する作業ですが、実際におこなわれている医療行為に対してかなり高い知識が必要です。

初歩的な例で言えば、広範囲の熱傷処置をおこない熱傷処置の手技料はレセプトに挙がっているが、使用した薬剤が算定されていないといったケースです。

医療行為を考えると明らかに使用されているものが算定されていないといったものをレセプト上で点検していきます。

ステップ4　関係職員へのヒアリング

今回挙げた例はかなり初歩的なものですが、手術などになるとかなり高度になります。このような点検を進めていく上で、疑義が生じてきます。

この疑義を確認するために関係部署、特に看護課や医事課の職員に対してヒアリングをおこないます。医療機関内でおこなう調査は以上となりデータを持ち帰ります。

ステップ5　集計・調査報告・講習会

持ち帰ったデータを調査した人員とミーティングをおこない、最終の報告書にまとめます。その後、医療機関に出向き、調査報告をおこない、調査は終了となります。その後、発覚した問題点によっては、医療機関内で職員研修などが必要となる場合もあります。担当したコンサルタントが講師として参加することもあるでしょう。

このようにコンサルタントとして活躍するためには、より高い医学的知識や診療報酬点数制度の認識が必要となります。興味のある方は、医療機関で勤務し貪欲に知識を吸収し自己のスキルアップをおこないましょう。

3 レセプト作業代行業として独立開業する方法

◎薄利多売の利益のしくみを「どう効率化するか」が成功のカギに

医療事務的な知識をベースとして開業している方はかなり多くいらっしゃいます。

私自身もその一人ですが、ここでは開業分野について少し触れてみましょう。

医療機関が毎月必ず請求するレセプト作業を代行して独立するという方法があります。

一般的には大手人材派遣会社が業務請負として請求を代行していることが多く見られますが、個人が独立して設立することも可能です。

独立して業務を請け負っていくためにはレセプト請求に精通していくことが必要ですが、具体的には、レセプト点検、診療報酬にまつわる審査・請求など幅広く知識を身に付けることが必要です。

レセプト請求を代行した場合の単価ですが、請け負う業務内容によりさまざまです。

クリニックなどの小規模な医療機関の場合で、３万円～20万円程度とばらつきがあります。

病院など規模の大きい施設でもニーズがあります。

各医療機関では、独自に請求に精通した職員を配置できているとは限りません。

このような場合、外部の専門家に委託するということが選択肢の一つになります。

公的な病院などの場合は、入札によって業者を選定することになりますが、小規模な医療機関の場合は入札などおこなわずに業者を決定しています。

ただし、医療機関に飛び込みの営業をしても、なかなか受託につながることは少ないように思います。

医療機関は製薬会社や電子カルテ販売会社の担当者に相談されることが多く、このような業者からの紹介があると比較的受注しやすいでしょう。

したがってレセプトに関する専門的知識だけではなく、このような業者との連携体制を構築していくことが重要と言えます。

4

人材派遣会社や人材紹介会社として独立開業する方法

◎薄利多売の利益のしくみを「どう効率化するか」が成功のカギに

◎人材派遣会社の独立開業の実際

これまでにも述べてきたように、昨今の医療機関は経営的には困難なことが多く人員の配置・採用についてはかなり苦慮しています。

度重なる点数改定などにより、人事計画が固定できず、人材派遣会社を活用することも多くなっています。

また、採用したが継続して勤務してくれない（＝すぐ辞めてしまう）等の問題を抱えているケースもあります。

このような状況下で人材派遣会社や人材紹介会社のビジネスチャンスが拡大しています。

人材派遣会社を設立するためには、派遣元責任者の配置や資本金などいくつかクリアしないといけない要件があります。詳細は、専門的な開業解説本を参照していただくとして、ここでは収益構造などを見てみましょう。

人材派遣会社の収益構造は次のようになります。

一番多くを占めるのが派遣スタッフの給与で、料金総額の約70％程度です。

次いで、派遣会社が派遣スタッフの雇用主として負担する労災保険、雇用保険、厚生年金保険、健康保険などの社会保険料が約10・5％となります。

また、派遣スタッフが有給休暇を取得する際に、休暇期間については派遣先に対する料金請求はできませんが、派遣会社としては、派遣スタッフの雇用主として賃金の支払い義務が生じるため、その引当分としての費用が含まれています。

なお、派遣先の倒産や料金不払いにより派遣料金が回収されない場合でも、派遣会社は派遣スタッフに対して賃金を支払う義務を負っています。

その他、派遣会社の営業担当者やコーディネーターなどの人件費、オフィス・登録センター賃借料、募集費用等をはじめとする諸経費がかかることから、これらすべてを差し引いた残り1・6％程度が派遣会社の営業利益となります。

この数値をみてもおわかりになる通り、かなり薄利多売なビジネスとなる可能性が高く、それなりの規模にならないと利益が出せないと言えます。

次ページの表は関西圏における派遣スタッフに支給している人件費です。

医療系派遣スタッフの給与（モデルケース）

派遣先	給　与	交通費
大規模医療機関	18 万円～	全額
大規模医療機関	25 万円～	全額
大規模医療機関	1200 円～ 1400 円	全額
在宅クリニック	1500 円～ 1600 円	全額
薬局	1300 円～	全額
検診センター	1200 円～	一部
クリニック	1100 円～	全額
クリニック	1400 円～	全額
病院	1150 円～	全額
病院	1100 円～	全額
大規模医療機関	1400 円～	全額
病院	1150 円～	5 万円まで
検診	1250 円～	5 万円まで

※独自調査により著者作成

給与額をみると概ね月収19万円前後が医療事務派遣の相場と言えます。

交通費に関しては、一般企業で多くみられる交通費込の時給ではなく、全額支給としているところが特に大手でみられます。

派遣単価としては、交通費込みで1800円～2000円（税別）が標準的な水準と思われますが、1ヵ月150時間（月平均）の勤務時間とすると売り上げは27万円～30万円程度となります。

法定福利費・通勤交通費・給与などの人件費が、約22万8690円～25万4100円程度（84・7％）必要となるため、賞与なしでも粗利15・3％程度となります。

この粗利から派遣スタッフ以外の人件費や事務所経費などを捻出することとなり、最終利益は先のモデルケースでも記載した通り、1％～2％となることが予想されます。

これはあくまで机上の話なので実際のビジネス上では各数値の考え方は異なると思います。

各派遣会社はいかにして利益率を向上させるためのスタイルを確立するかを検討する必要があります。独立し成功するためにはこの辺りが重要です。

個人として人材派遣会社を設立し、一定の利益を確保する上で検討すべき課題としては下記のような点が挙げられます。

①設立当初は大手との競合を避ける
②営業経費の削減（効率化）
③他の派遣会社との差別化
④派遣単価の引き上げ（人材の質の向上）
⑤登録人材の確保
⑥登録者（派遣者）メリットの構築

このように、いかに仕事を受注し、利益率を向上させるかが人材派遣会社成功のカギとなります。

◎有料職業紹介事業の独立開業の実際

次に有料職業紹介事業ですが、職業紹介は従来職業安定所の独占業務とされていました。これが民間企業にもできるようになり、多くの会社が参入しました。

このような事業は先に解説した人材派遣会社が、派遣事業と併せておこなっていることが多くみられます。

人材派遣事業と同様に満たさないといけない要件も定められています。人材紹介をビジネスとする以上、いかに多くの「登録者」を確保し、その情報を対象企業に紹介し成約するかがポイントとなります。

最近のビジネス手法を医療機関現場で見ていると、求人をしている医療機関に人材情報に関するファックスが届き、医療機関が紹介を希望すると登録者とコンタクトをとり、面接などを設定するという流れが多くみられます。

成約した場合の紹介料は職種により異なりますが、医療事務の場合で4万円から8万円、看護師の場合で年収の20％程度（最低20万円）が多いようです。このようなビジネスは今後ますます活性化すると思われますが、人材派遣ビジネスと同様に人材の質が成功のカギを握っています。

5 医療コンサルタントとして独立開業する方法

◎経営、おカネに関するプロで、医師との信頼関係づくりが必須

先に紹介した、レセプト代行や派遣ビジネス以外にも、コンサルティング的な業務で独立する場合もあります。コンサルタントといっても職種は多岐にわたります。

・クリニック等の開業時専門のコンサルタント
・施設基準等の申請など収益改善を専門とするコンサルタント
・税務的なコンサルタント

などが代表的なものとして挙げられます。このような業務を請け負っていくためには、医師との信頼関係が欠かせません。医師は医学のプロですが経営のプロではないことも多くみられます。したがって、このようなお金に関する部分で高度な知識を有し、医師に信頼されることがビジネスをしていく上では不可欠です。医療に関連したビジネスを検討する上では、いかに医師とコミュニケーションを図り、信頼を得るかが最大のポイントといっても過言ではありません。

6 派遣会社で働くことのメリットとは何か？

◎自己のスキルアップを図りやすい反面、給与面ではマイナスもある

昨今の医療機関では、アウトソーシングが進んでいます。

医事課だけでなく検査科なども外部に委託している医療機関が多くみられます。公的な医療機関ではほぼ１００％何らかの業務を委託しています。今後は、民間の中小病院や診療所のような小規模な医療機関においてもますますアウトソーシングが進んでいくでしょう。

医療機関のアウトソーシングが進んでいる背景には、診療報酬制度の度重なる引き下げが原因の一つと考えられます。診療報酬が引き下げられるということは、医業収益が低下することとなり人事計画の見直しをする必要が生じます。

定期的に診療報酬の改定がおこなわれ、医療機関の運営形態もその都度見直していかないといけないため、少しでもフットワークのいい状態をキープしておく必要があります。

独自で採用した職員を多く抱えていると、このような変化に対応することも難しい局面

もあることから、医療業界全体でアウトソーシング化が進んでいます。

このため、医療事務職員は独自で採用しない医療機関も増えています。したがって、医療事務職員の活躍の場も派遣会社へ移りつつあるのが現状です。

派遣会社で働くメリットとしては、いろいろな医療機関で勤務することができるため、自己のスキルアップを図りやすい点が挙げられます。将来的に、コンサルタントや講師としての活躍をお考えであれば、派遣会社で勤務することは大きなメリットとなるでしょう。ただし、医療機関で直接採用された場合と比較すると給与面では少しマイナスとなることも多いでしょう。昨今の就職状況では、1回の就職で自身の希望を全て満たすことは不可能に近いと言えます。

したがって、経験を活かしステップアップしていく一つの手段として派遣会社への就職を検討してみることをお勧めします。

7 調剤薬局でも医療事務は活躍している

◎調剤報酬制度についての知識が必要

病院や診療所と同様に調剤薬局でも医療事務職員が活躍しています。いわゆる保険証を使用する施設においては、レセプト業務が発生し医療事務職員が必要となります。

調剤薬局は全国に6万件弱と言われています。病院が約8300件とするとかなり多いことがわかります。したがって医療事務業界への就職を考えた場合、調剤薬局はかなり有力な候補先となります。

調剤報酬制度については病院や診療所で採用されている医科診療報酬点数ではなく調剤報酬点数にしたがって算定します。就職活動を有利に進めるためにも幅広い知識を習得しましょう。

また、調剤薬局に勤務しながら登録販売者になることも可能です。登録販売者とは2008年から各都道府県において実施されている試験で、一般医薬品販売が可能な公的な資格のことです。薬学部で学んでいなくても、誰でも年齢制限もなく受験することができます。

以前は実務経験について条件があり、薬剤師の管理下で1年以上、毎月80時間以上の医薬品販売経験が必要でしたが、平成27年より実務経験がない方でも受験できるように変更されています。

【参考】参考までに、東京都の登録販売者の登録概要を掲載いたします。最新の情報については、東京都のホームページ等を参照してください。

1　実施日時及び場所

試験日時：令和3年9月23日（木曜日・祝日）午前10時から午後3時30分まで

＊午前9時30分までに着席してください。

・試験会場へ入場の際に検温を行います。検温を受けない場合や検温の結果が37・5℃以上の場合は試験会場に入室できないので、受験することができません。

・試験当日、御自宅で体温を測定してください。測定した体温は受験票に掲載された体調チェックシートに記入してください。体調チェックシートは、当日、試験会場到着までに記入してください。体調チェックシートは試験会場にて確認、回収します。確認、回収を受けない場合は受験することができません。

・新型コロナウイルス感染症に罹患している方は受験することができません。

・風邪の症状（発熱、咳など）、倦怠感（強いだるさ）、呼吸困難（息苦しい）これらの症状を感じる方は、受験をお控えください。また、これらの症状がある方は試験会場に入場できないので、受験することができません。

・マスクの着用をお願いします。マスクを着用していない場合は、受験することができません。

試験実施場所：次の1、2、3、4のいずれかの会場です。試験会場は受験票にてお知らせします（希望はできません）。

新型コロナウイルス感染症等の影響により、都内の他の試験会場となる場合があります。あらかじめ御了承ください。

（1） 上智大学四谷キャンパス

・住所：東京都千代田区紀尾井町七番1号

・最寄り駅：JR中央線、東京メトロ丸ノ内線・南北線「四ツ谷駅」から徒歩5分

（2） 大正大学巣鴨キャンパス

・住所：東京都豊島区西巣鴨三丁目20番1号

・最寄駅：都営地下鉄三田線「西巣鴨駅」から徒歩約2分、JR埼京線「板橋駅」から徒歩約10分

（3） 東京外国語大学府中キャンパス

・住所：東京都府中市朝日町三丁目11番1号

・最寄駅：西武多摩川線「多磨駅」から徒歩約5分

（4） 東京工科大学蒲田キャンパス

・住所：東京都大田区西蒲田五丁目23番22号

・最寄駅：JR京浜東北線・東急池上線・東急多摩川線「蒲田駅」から徒歩2分

（注意）試験会場周辺で、有料にて試験結果通知等の勧誘を行っている場合がありますが、東京都とは一切関係ありませんので、御注意ください。

2 願書配布

新型コロナウイルスによる感染拡大防止のため、申請日時点で東京都内に在住、在勤（在学）している方以外の受験はお控えいただきますようお願いいたします。登録販売者試験は、各都道府県で実施しておりますので、お住まいの都道府県で実施される登録販売者試験をご受験ください。

願書の配布は、窓口配布と郵送配布で行います。

（1） 窓口配布

・期間：令和3年5月18日（火曜日）から同年6月3日（木曜日）まで

（注意）窓口配布期間は願書受付締切日の前日までとなります。

・場所：都内の保健所、都庁第一本庁舎及び第二本庁舎の1階及び2階の各正面受付、薬務課（都庁第一本庁舎30階北側）の窓口で配布します。

（注意1）新型コロナウイルス感染症の影響により配布場所が変更等になる可能性がございます。

（注意2）保健所で配布する願書の数には限りがあります。受験を検討している方は余裕を持って願書を入手していただくようお願いいたします。

都内の保健所一覧（PDF：132KB）

（2） 郵送配布

・願書の郵送配布の受付は、令和3年5月25日をもって終了しました（窓口配布を御利用ください）。

3 **願書受付**

願書の受付は、郵送に限ります。

また、試験が中止になる可能性もありますので、受付期間より早く願書を発送しないようお願いいたします。

・受付期間：令和3年5月24日（月曜日）から同年6月4日（金曜日）〔当日消印有効〕まで

・申請方法：願書に添付されている「登録販売者試験出願用封筒」に必要書類を入れ、必ず郵便局から簡易書留により郵送してください。

（注意）申請の前に、必ず願書（試験案内）をよくお読みください。

【参考】

「令和3年度登録販売者試験Q&A」も併せてご確認ください。

4 **受験申請書類**

以下の「受験申請書類」を提出してください。必要な書類に不備があると、受験できない場合がありますので御注意ください。

【受験申請書類】

受験申請される方は、「受験願書」及び「写真台帳」を提出してください（一部省略：注意事項についてはホームページを参照してください）。

5 **受験手数料**

受験者ごとに、願書に同封されている所定の納付書を使用して、願書（受験案内）に記載されている指定の金融機関の窓口で、受験手数料を納付してください。現金自動振込機（ATM）では納付できません。

受験手数料：13、600円

納付期間：令和3年5月18日（火曜日）から同年6月4日（金曜日）まで

（注意）納付した受験手数料は、いかなる理由があっても返還いたしかねますので、「4 受験申請書類」の提出書類をそろえてから、受験手数料を納付してください。

（注意）願書を出願期間に郵送しなければ、納付した受験手数料は無効になり、返還いたしかねますので、御注意ください。

6　**試験項目及び問題数**
筆記試験（多肢選択式）で実施します。
試験項目及び問題数は、以下のとおりです。
1　医薬品に共通する特性と基本的な知識：20問
2　人体の働きと医薬品：20問
3　薬事に関する法規と制度：20問
4　主な医薬品とその作用：40問
5　医薬品の適正使用と安全対策：20問

7　**出題範囲**
厚生労働省が定める「試験問題の作成に関する手引き（平成30年3月）」から出題します。
試験問題の作成に関する手引き（平成30年3月）
（注意）平成30年3月に改訂されました。

8　**合格発表日**
令和3年10月29日（金曜日）
・正午を目途に東京都福祉保健局ホームページに合格者の受験番号を掲載します。
・また、合格者には、合格発表後に合格通知書を発送します（不合格者には通知はしません）。
（注意）電話による試験結果の問合せには応じられません。

9　**点数の告知**
令和3年10月29日（金曜日）の合格発表以降、受験者本人（希望者のみ）に総合得点及び各試験項目の得点を告知します。
ア　告知は、受験者本人が来庁した場合に限って行います。
イ　受験者本人であることを確認するため、受験票を持参してください。
ウ　告知の期間は、合格発表日から令和3年11月29日（月曜日）までとします。
（祝日を除く月曜日から金曜日までの午前9時から午後2時までの間）

10　**問合せ先**
東京都福祉保健局健康安全部薬務課 登録販売者試験担当　（略）
【参考】
「令和3年度登録販売者試験Q＆A」も併せてご確認ください。

8 医療機関以外の一般企業にも、医療の知識を活かせる働き先はある

◎医事コンピュータや電子カルテの販売会社にも可能性がある

医療経営コンサルティング会社などと同様に医療機関ではなく一般企業に就職することも可能です。

たとえば医事コンピュータや電子カルテの販売会社なども可能性があるでしょう。

医事コンピュータはほとんど100%に近い水準で医療機関に導入されていますが、電子カルテについては平成29年度のデータで、病院46・7%、診療所41・6%となっています。今後、オンライン請求の完全義務化なども実施される予定にあることから、ますます業界が活性化することは間違いありません。

このような状況を背景として、専門知識を持った職員としてインストラクターや販社の営業職員などを採用する企業は増加するものと考えられます。

インストラクターとは、医療機関が電子カルテを導入した際に操作などについて説明する業務を担当します。

したがって、コンピュータに関する知識と電子カルテに関する知識の両方が必要となります。

また医事コンピュータの営業職についても、医療機関に行き商品説明をおこなうことから医療や医事、電子カルテについての知識が必要となります。経験を積み開発などにかかわることも可能です。

求人数は少ないかも知れませんが、支払基金や国保連合会などの審査機関への就職も可能です。

このような第三者機関は当然レセプト審査をおこなうことが業務内容となります。したがって、医療事務についての知識はかなり高いレベルを要求されるでしょう。

保険者など保険証を発行している団体も就職対象となります。医療機関から提出されたレセプトは審査機関でのチェックを経て各保険者へ回ります。この保険者でもレセプトの点検をおこなっています。したがって診療報酬や保険制度に精通した職員が必要となります。

さらに医療事務系教育機関からの求人もあるでしょう。

最初は事務職員として事務局などに勤務し、その後、教務や就職にも携わり教育に従事することも十分可能性があります。

皆さんには、まだまだ多くの可能性があります。自分自身が取り組んでいきたい分野を見つけその分野に携われるように頑張りましょう。

パート5

医療事務の実務
【入門トライ編】

1 カルテとは何か？

◎記載される内容は、法律（療養担当規則）によって規定されている

診療の基本となるカルテの内容は、療養担当規則で規定されています。したがって、記載される内容についてでは、どの医療機関でも変わりません。しかし、様式については各医療機関によって異なることから、記載場所などには若干の違いがあります。

最近は、電子カルテの導入も普及してきました。

電子カルテとは、簡単に言うと、従来、紙のカルテに記載していた内容をコンピュータに登録するものです。まだまだ運用上の問題はありますが、完全に機能するようになれば、かなりの業務改善につながることが期待できます。

カルテの保存期間は法律で5年と定められています。5年間分のカルテというと膨大な量となり、保管する場所の確保は医療機関にとって大きな問題となっています。電子カルテが機能するようになれば、このような問題も解決します。その他のメリットとしては次のことが挙げられます。

①紙の書類ではないので持ち運ぶ必要がない。

②診療中に直接入力し記録されるので、事務手続きで再度コンピュータに入力する必要がない。

③カルテ検索が容易である。

④他科での診療内容もデータでやり取りができるので、人の移動が不要で超高速で処理することができる。

⑤適切な記録作成、医療情報の一元化となり、ニーズの分析やデータ分析も容易にできる。

電子カルテはまだまだ多く活用の可能性を秘めています。今後、さらに開発が進めば医療業界の業務も大きく変わっていくことでしょう。

電子カルテシステム以外にも、オーダリングシステムと呼ばれるものがあります。オーダリングシステムとは、診療の現場で担当医の指示（オーダー）の内容をパソコンから直接入力し、各部門へ即座に伝達することで、部門ごとに実施した診療内容が会計に反映できるシステムです。オーダリングシステムを導入するメリットには、患者さんの待ち時間の短縮、院内業務のスピード化、請求漏れの削減、チェック機能の確立などが挙げられます。

カルテ例（様式1号（1）の1）

公費負担者番号		保険者番号	
公費負担医療の受給者番号			

受診者	氏名			被保険者手帳 被保険者証	記号・番号	
					有効期限	平成　年　月　日
	生年月日	昭和　年　月　日		被保険者氏名		
				資格取得		昭・平　年　月　日
	住所			事業所	所在地	
					名称	
	職業		被保険者との続柄	保険者	所在地	
					名称	

傷病名	職務	開始	終了	転帰
1)	上 外	年　月　日	年　月　日	治ゆ 死亡 中止
2)	上 外	年　月　日	年　月　日	治ゆ 死亡 中止
3)	上 外	年　月　日	年　月　日	治ゆ 死亡 中止
4)	上 外	年　月　日	年　月　日	治ゆ 死亡 中止
5)	上 外	年　月　日	年　月　日	治ゆ 死亡 中止

既往症・原因・主要症状等	処方・手術・処置等

カルテ例（様式1号（1）の2）

既往症・原因・主要症状等	処方・手術・処置等

2 診療の流れ
◎受付→診療→会計

医療機関でおこなわれる診療については、大きく外来と入院に分類されます。まず、すべての患者さんは、受付で診療の手続きをおこないます。ここで必要書類などを提出し、自身がかかる診療科の待合室で順番を待つことになります。

順番がきたら診察室に入り、症状などを医師に話します。医師は、患者さんが訴えている内容や診察の所見に基づき医療行為を指示します。場合によっては、検査や画像診断を実施し再度診察をおこないます。症状が軽ければ、投薬や注射などの指示をおこない、患者は外来通院を続けることになります。

外来の場合は、その後会計をして一部負担金を支払い終了となります。しかし診察の結果、症状が重ければ入院となります。

入院には「即日入院」と「予約入院」があります。即日入院とは、診察後当日の入院を指します。予約入院とは、診察後いったん帰宅し、後日改めて入院することを言います。

診療の流れ

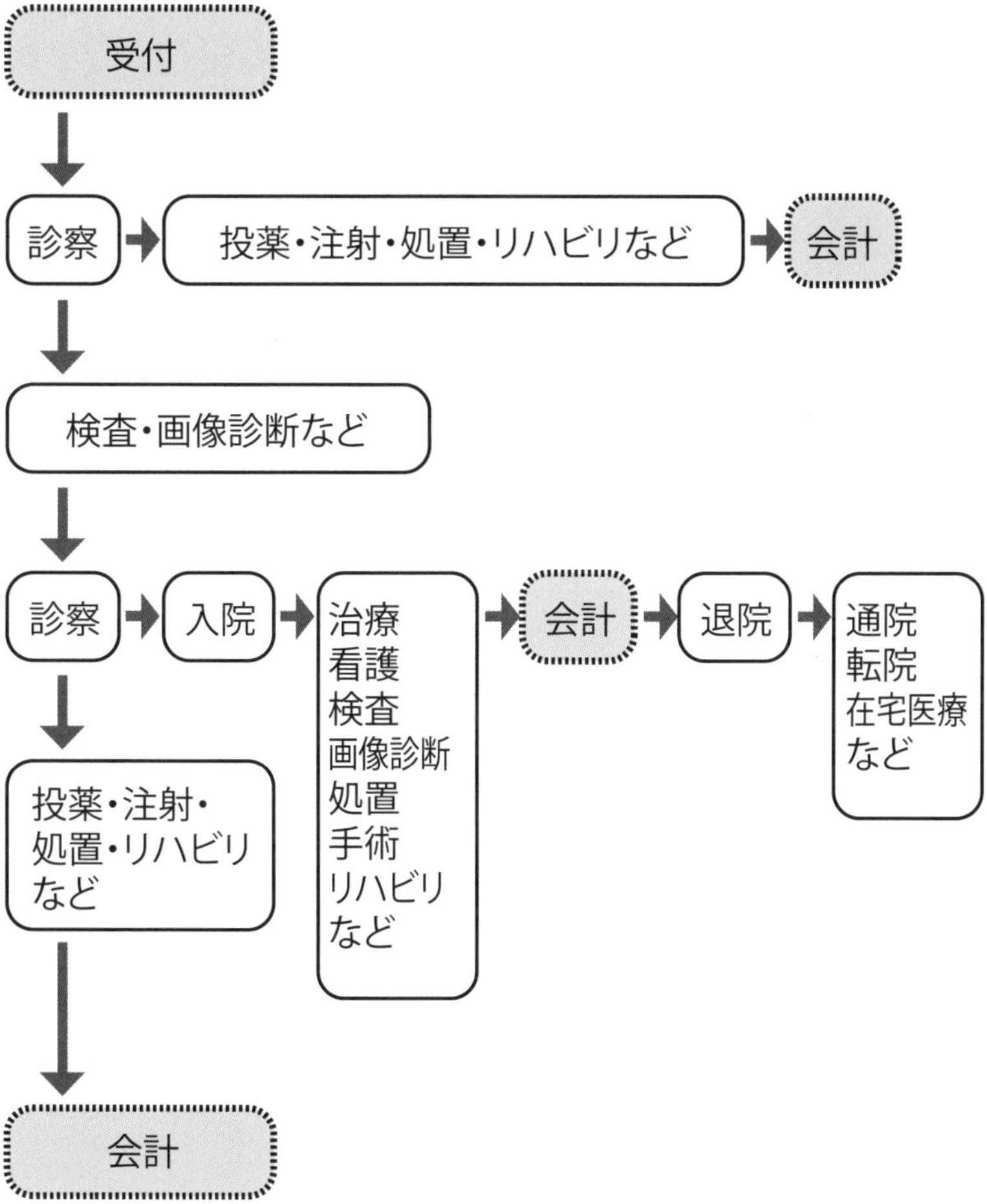
受付
診察
投薬・注射・処置・リハビリなど
会計
検査・画像診断など
診察
入院
治療
看護
検査
画像診断
処置
手術
リハビリ
など
会計
退院
通院
転院
在宅医療
など
投薬・注射・
処置・リハビリ
など
会計

入院後は診察のことを回診と言い、医師が患者さんの入院している病室を訪問し診察します。患者さんの状態によって必要な看護や医療行為をおこない、症状が改善されれば入院費を会計で支払い退院してもらうことになります。

退院後は、同じ医療機関で通院しフォローする場合や、さらに高度な医療を受けるために他の医療機関へ転院する場合もあります。また、在宅医療へ移行される場合もあるでしょう。

3 受付業務の流れと注意点

◎重要な患者登録、カルテ作成

初診で来院された場合は、問診票を記載してもらい、保険証を添えて提出していただきます。患者さんから提出された資料をもとに氏名・生年月日・住所・性別・保険番号などを医事コンピュータに登録します。これを**患者登録**と言います。この患者登録はとても重要な作業になります。万一、登録を間違えてしまうと間違ったデータがレセプトに反映され、誤った内容でレセプトを審査機関に提出してしまうことになります。

その結果、提出したレセプトが医療機関に戻ってくることとなります。これを**返戻**《へんれい》と言います。そして、このレセプトに関わる診療費が入金されないので、訂正後、再度提出し、その後にやっと入金されます。**審査機関**（**社会保険診療報酬支払基金や国民健康保険団体連合会**）から戻ってくるレセプトはかなり多く医療事務職員の質が問われる部分です。

次に、カルテを作成します。最近は、従来の紙カルテだけではなく電子カルテも普及しつつあります。このようにして作成したカルテを診察室へ送り診療をおこないます。

4 重要な保険証の役割と取扱い方に注意！

◎2つの重要な役割を理解しよう

今日の日本では、誰しも何らかの公的な保険に加入しています。各保険制度については、後ほど述べますが、このことは昭和36年に制定された国民皆保険制度が関係しています。

したがって、まれに手続き中などで保険証をお持ちでない患者さんが来院されますが、基本的には、来院される患者さんすべてが保険診療の対象と言えます。

保険証には、次の2つの役割があります。

①医療保険の受給資格を証明するもの

②身分などを証明する資格証としての役割

このようにとても重要な意味を持つ保険証の取り扱いには、十分注意する必要があります。

医療機関を受診する際、患者さんは医療機関に保険証を提示します。医療機関によっては、いったん預かり院内で必要な処理をしたのち返却をします。場合によってはコピーを取りカルテに添付しておきます。

このような確認作業を医事課すなわち医療事務職員が適切に処理をしていないと、先にも述べた通り、審査機関のレセプト審査で引っかかり、返戻されることになります。

医療機関として必ず注意しないといけないこととして、

「確実に本人に返却すること」

「院内処理（登録や確認）を確実に実施すること」

が挙げられます。

5 医療保険の種類と制度についての基礎知識

◎大きく分けて社会保険と国民健康保険の２つがある

公的医療保険は被用者保険と国民健康保険の２つに大別されます。被用者保険は職域保険とも言われ、職場に勤める人々を対象としており、代表的な健康保険を一般的に「社保」と呼んでいます。

国民健康保険は地域保険とも言われ、自営業者や無職者などを対象としており、一般的に「国保」と呼んでいます。同業者が組織して運営団体を作っている、国民健康保険組合（国保組合）などもあります。また、どの公的医療保険に加入している人でも75歳になると後期高齢者医療制度の対象となります。

●被用者保険

・健康保険法の適用……全国健康保険協会管掌健康保険（協会けんぽ）、組合管掌健康保険、日雇特例被保険者の保険

・各種共済組合法の適用……各種共済組合管掌保険

・防衛省職員給与法の適用……自衛官等の療養の給付

●国民健康保険

国民健康保険法の適用……国民健康保険（各市町村）、国民健康保険組合

・全国健康保険協会管掌健康保険と健康保険組合

全国健康保険協会管掌健康保険は、従業員数が常時5人以上の個人事務所（法人事業所は従業員数に関係なく適用）に雇用される人とその家族が対象となります。保険給付に関する手続きは協会けんぽの都道府県支部で、保険加入や保険料の納付等に関する手続きは各地域の年金事務所でおこないます。

健康保険組合は、従業員が常時700名以上の民間大規模事業所に雇用される人とその家族が対象となります。それぞれ健康保険組合が保険者であり年金事務も管轄します。

・日雇特例被保険者の保険

日雇特例被保険者の保険は、一般の事業所または失業対策事業、公共事業などをおこなう事業所において日雇いで雇用される人や、2カ月以内の期間を定めて雇用される人、また季節的業務に雇用される人々およびその家族が対象になります。

医療給付を受けるためには、一定の期間に決まった保険料を支払わなければなりません。法別番号03の一般療養は、受診前1カ月（または引き続く2カ月）に26日分以上、または

6カ月に78日分以上の保険料が納入済みである者が対象となります。

法別番号04の特別療養費は、初めて被保険者手帳の交付を受けた者および一般療養の条件に満たない者が対象となり、一定の期間に限って給付が受けられます。保険者は政府で、各地の年金事務所と協会けんぽ、指定市町村が窓口となっています。

・共済組合

共済組合は、国家公務員（31）、地方公務員（32）、警察職員（33）、公立学校教職員（34）、私立学校教職員（34）とその家族が対象となります。

保険者はそれぞれの共済組合です。

・自衛官

自衛官、予備自衛官、自衛隊病院勤務者、防衛大学生、各駐屯部隊隊員などが被保険者です。保険者は各地の駐屯部隊になります。ただし、被保険者の家族は、国家公務員共済組合（防衛省共済組合）（法別番号31）の被扶養者の扱いになります。

●国民健康保険

国民健康保険法の適用……国民健康保険（各市町村）、国民健康保険組合

・国民健康保険と国民健康保険組合

被用者に加入していない人は、国民健康保険に加入することになります。農業、林業、

漁業を個人で営んでいる人、旅館、飲食店、寺社などを自営している人など地域住民が、市区町村のおこなう国民健康保険の被保険者です。

国民健康保険組合とは、医師、歯科医師、薬剤師、浴場業者、弁護士、税理士、大工・左官業などの同種の仕事を単位として設立した組合のことを言います。ただし、国民健康保険組合は、３００人以上の同種の事業であり、市区町村がおこなう国民健康保険事業に支障がない場合に限って設立が認められます。現在では、ほとんど認められていません。

●後期高齢者医療制度

この制度では、75歳以上の者、65歳以上75歳未満で寝たきり等の者が被保険者となります。従来は、高齢者についても被用者保険か国民健康保険に加入し老人保健を適用していましたが、平成20年4月より制度が改定されました。被保険者とは、保険に加入する人をさしますが、上記の中で、「寝たきり等の者」とは、一定の障害の程度にある者として認定を受けた方を言い、概ね次のような方が該当します。

・両眼の視力の和が０・０８以下の者
・両耳の聴力レベルが90デシベル以上の者
・平衡感覚に著しい障害を有する者

・そしゃくの機能を欠く者
・音声又は言語機能に著しい障害を有する者
・両上肢のおや指及びひとさし指を欠く者
・両上肢のおや指及びひとさし指又は中指の機能に著しい障害を有する者
・一上肢の機能に著しい障害を有する者
・一上肢のすべての指を欠く者
・一上肢のすべての指の機能に著しい障害を有する者
・両下肢のすべての指を欠く者……など

「高齢者の医療の確保に関する法律」の第一条には目的として次のように規定されています。

『この法律は、国民の高齢期における適切な医療の確保を図るため、医療費の適正化を推進するための計画の作成及び保険者による健康診査等の実施に関する措置を講ずるとともに、高齢者の医療について、国民の共同連帯の理念に基づき、前期高齢者に係る保険者間の費用負担の調整、後期高齢者に対する適切な医療の給付等を行うために必要な制度を設け、もって国民保健の向上及び高齢者の福祉の増進を図ることを目的とする。』

この制度の保険者は一般的に広域連合が主体となっておこなわれています。

次に、公的医療保険の仕組みや保険給付の種類等について見ていきましょう。

●医療給付（療養の給付）と現金給付

医療給付（療養の給付）とは、「現物給付」とも言います。病気やケガに対して、（業務上や通勤災害以外）実際にかかる医療費の一部を支払うことで、必要な療養を受けられることを指しています。医療そのものを給付されることから、「現物給付」なのです。

他方、「現金給付」とは、患者自身が医療機関に直接現金で支払った費用を、後で現金で給付されることを言います。これは、療養費払い、または償還払いと呼ばれ、健康保険組合などから手当として支給を受けたり、診療費の払い戻しを受けられる制度です。傷病手当金、出産手当金、出産育児一時金、埋葬料等の他に、保険証を忘れて「自費診療」を受けた場合もこれにあたります。

●保険医療機関と保険医

通常の保険は、保険者と被保険者（保険加入者）間で運営されています。医療にかかわる健康保険では、さらに医療機関が、その間に加わります。

火災保険などは加入者が災害にあった場合、保険者から直接現金が支払われます。健康保険では、被保険者の病気やケガを治すことを目的としているため、医療機関が治療費という形で保険者からの給付を受けることになるのです。

保険診療をおこなうには、医療機関は、保険診療を扱う機関として厚生労働大臣の指定が必要です。健康保険で指定された「病院」「診療所」を「保険医療機関」、登録された医師を「保険医」と言います。機関の指定方式と個人の登録方式の2方式が採られています。医療機関は診療報酬の請求などの事務的、経済的な面の責任を、医師個人は診療上の主体性・責任などを分担して持ちます。保険診療における責任の分担を明確にすることで、円滑な運営が図られています。

この指定方式、登録方式が「二重指定制度」と呼ばれているものです。指定を受けていない医療機関、登録されていない医師が、保険診療をおこなうことはできません。「保険医療機関」「保険医」は、特別な手続きをすることなく医療保険各法の保険診療を担当することができます。ただ、国民健康保険については別の手続きをする必要がありま す。健康保険の指定・登録をおこなうときに、同時に手続きするのが通例で、経済的、事務的主体としての「療養取扱機関」、医療の責任者としての「国民健康保険医」の申し出、受理という形式になります。

保険医の処方箋による「調剤」は保険薬局で保険薬剤師によっておこなわれます。やはり、保険医療機関や保険医と同様の手続きが必要です。

●保険診療

保険診療とは、医療保険制度による診療です。「保険医療機関及び保険医療養担当規則」は、保険医療機関と保険医がおこなう保険診療の範囲を決めたもので、これにのっとって、診療行為をおこなわなければなりません。その第1条には、次のようにあります。

〈療養の給付の担当の範囲〉

1、診察
2、薬剤又は治療材料の支給
3、処置、手術その他の治療
4、居宅における療養上の管理及びその療養に伴う世話その他の看護
5、病院又は診療所への入院及びその療養に伴う世話その他の看護

療養担当規則において、保険医療機関は懇切丁寧に療養の給付を担当しなければならないと記されています。

次に挙げるものは保険診療が認められないものです。

1、業務上、通勤途上の病気やケガ

2、単なる疲労感や倦怠
・美容整形（隆鼻術、ホクロ・ソバカスとり等）
・アザ等の先天的な皮膚の病気
・正常な妊娠及び出産
＊以上のような場合でも、日常生活や仕事に支障をきたすもの（斜視、唇顎口蓋裂など）は保険診療の対象となります。
3、健康診断やそのための検査
4、予防注射
＊例外として、伝染または羅患の恐れがあると医師が認めた場合（麻疹、破傷風、狂犬病など）には保険による予防接種が受けられます。
5、妊娠中絶（経済上の理由による）
＊暴行による場合、母体の衰弱が激しい場合の妊娠中絶は保険診療の対象となります。
6、不正または不当な行為によるもの
・故意の犯罪行為によるもの（精神病等、精神異常の状態でおこなわれた自殺は除く）
・喧嘩、泥酔、著しい不行跡によるもの
7、特殊な薬剤の使用及び特殊な治療法

6 実際例でわかる「請求業務」の進め方・基礎知識

◎保険証を扱う医療機関で必ず発生する業務

繰り返しになりますが、医療事務の仕事で欠かすことができないのが、請求業務です。請求業務は、病院、診療所、調剤薬局など、いわゆる保険証を扱う機関では必ず発生する業務です。

これらの機関での収入は、すべてこの請求業務すなわちレセプト作成と一部負担金の算定からなっています。

この請求業務は、医科系（介護系を除く）においては診療報酬点数制度に基づいて算定されます。この診療報酬点数制度では、診療行為のすべてが「点数」で規定されています。通常は、1点＝10円です。

たとえば初診料は288点（令和2年度改正）と定められていますが、金額に置き換えると2880円ということになります。

一部負担金とは、皆さんが医療機関の窓口でお支払いになるお金のことになりますが、このケースの場合、2880円の3割を負担することになり860円を窓口で支払うことになります。

・初診料　288点＝2880円↓診療費の全体としてレセプトに記載。

・一部負担金　（3割負担）↓860円を窓口で支払う。

※レセプトでは、診療費の全体の点数を記載し提出しますが、実際に保険者から医療機関に振り込まれる診療費は、一部負担金を差し引いた金額となります。

①出来高算定と包括算定

初診料を例に説明しましたが、このようにおこなった診療行為を点数に置き換える方法を出来高算定と呼んでいます。

これに対して、一部の診療を医学管理等に包括したり、請求全体を包括的に請求する方法を包括算定と言います。

たとえば、次のような診療がおこなわれたとしましょう。

40歳の男性が、高血圧症にて一般的な病院（70床）で内科を受診（再診したものとする）。

定期的な診察と薬を14日分処方され日常生活に必要な指導を受けた。また、院内でお薬をもらいお薬に対しての指導を受けた。

〈出来高算定の場合〉

・診察（基本診療料）

再診（73点）＋外来管理加算（52点）＝１２５点…A

・医学管理等

特定疾患療養管理料（１４７点）＋薬剤情報提供料（10点）＝１５７点…B

・投薬

薬剤料（１１２点）＋調剤料（11点）＋処方料（42点）＋調剤技術基本料（14点）…C

＝１７９点

・出来高算定の合計点数　A＋B＋C＝４６１点＝４６１０円

一部負担金は３割負担なので４６１０円×０・３＝１３８０円

〈包括算定の場合〉

・診察（基本診療料）

再診（73点）＋外来管理加算（52点）＝125点…'A'

・医学管理等

生活習慣病管理料（1035点）…'B'

・包括算定の合計点数　'A'＋'B'＝1160点＝1万1600円

一部負担金　1万1600×0・3＝3480円

となります。

同じ診療を受けた場合でも、算定方法によって大きく診療費が異なることがわかります。

このケースの場合は、包括算定のほうが診療費は高くなっていますが、一概にそうとは言えません。

今回の算定では、包括算定した場合については、診察料は同じですが、医学管理等の項目に違いが見られます。包括算定で上がっている「生活習慣病管理料」を算定することにより、その他の医学管理等や投薬料が算定されていないことがわかります。この生活習慣病管理料を算定する場合は、「医学管理等・投薬・注射・検査は別に算定することができない」と規定されています。したがって、今回は包括算定をした場合のほうが診療費は高くなりますが、投薬や注射の実施回数が多かったり、検査を多くおこなった場合などは、出来高算定のほうが診療費が高くなる場合もあります。

また、生活習慣病管理料は同一月に1回しか算定することができないことになっています。診療点数は多くの場合、同一月を一つの単位として算定することが多く、1カ月の合計点数を比較すると、一概に包括算定をした場合のほうが診療費が高いとは言えないことになります。

このように診療報酬の算定には、「出来高算定」と「包括算定」があることを理解しておいてください。

ちなみに、どちらで算定するかは各医療機関の判断で決めることになっています。このような判断をするうえで医療事務職員の役割はとても重要と言えます。医師は医学のプロです。すべての医療行為については医師の指示が必要となります。当然のことながら、診療報酬の算定についてもレセプトには医師の氏名を記載して提出しますので医師の判断と言えます。しかし、医師の指示でおこなわれた診療をどのような方法で点数に置き換えるかは、医事課すなわち医療事務職員の高度な診療報酬制度の知識が必要となります。

私は実際の医療機関で診療報酬の算定漏れについて調査させていただくことがあります。調査に行ってみると初歩的なミス（職員の知識不足など）が原因で、かなりの金額の算定漏れが発覚します。

過去に調査した例で言えば、1カ月に500万円が請求できていないケースもありました。年間で考えると6000万円もの金額になります。すべてが医療事務職員の知識不足が原因とは言えませんが、大きく関係していることは間違いのない事実です。この本をお読みいただいている皆さんにはぜひ「質の高い医療事務職員」をめざしていただきたいと思います。

〈参考〉DPC点数

診療報酬算定には「出来高算定」と「包括算定」があることを説明しましたが包括算定で一番大きなものがＤＰＣ（Diagnosis Procedure Combination ＝診断群別包括請求制度）点数とよばれるものです。米国などでは、ＤＲＧという急性期入院医療用の診断群分類を用いていますが、日本では独自に開発したＤＰＣ点数が運用されています。今後もこの算定方法を導入する医療機関は更に拡大するものと思われます。

ＤＰＣ点数は、比較的新しい算定方法で、すべての医療機関でこの算定方法ができるわけではありません。ＤＰＣ点数を算定するためには様々な要件を満たさないといけません。まず、「準備病院」になる必要があります（以前は、調査協力病院と呼んでいたが、平成18年度から名称が変更）。

準備病院は、一定の期間、厚生労働省に必要なデータを提出することになります。この後、「対象病院」となります。対象病院とは、ＤＰＣにより算定をする医療機関のことを指します。この申請をおこなうためには次のような基準が設けられています。

（1）看護配置基準

7対1または10対1以上の看護師の配置基準を満たしていること。

患者さんに対して何人の看護師を配置しているかということです。例えば7対1であれば、入院患者7人に対して1人以上の看護師を配置していることになります。ここでいう7対1の看護基準は現在のところ一番高い基準になっています。

（2）病歴管理体制

診療録管理体制加算を算定していること。

診療録管理体制加算とは、入院料に対しておこなわれる加算です。診療録管理体制加算を算定するためには更に基準が設けられています。例を挙げますと、

・中央病歴管理室が設置されていること。

・1名以上の専任の診療録管理者が配置されていること。

などがあり、9項目にわたり定められています。

(3) 電子レセプト

標準レセプト電算マスターに対応したデータの提出をおこなっていることなど(一部要件を省略)。従来レセプトの提出はすべて紙に出力し提出していましたが、電子媒体での提出が認められるようになりました。今後は、すべての医療機関で電子媒体での提出が義務付けられる予定です。

(4) その他(算定することが望ましい項目)

特定集中治療室管理料、救命救急入院料、病理診断料、麻酔管理料、画像診断管理加算などはDPC点数を採用する医療機関では算定できることが望ましいと言われています。これらのものは、すべて別に基準が定められており、その条件をクリアしている医療機関でしか算定することはできません。

このようにDPC点数を算定するためには、様々な条件をクリアする必要があります。そういった意味では、比較的大規模な医療機関が対象になると言えます。

DPC点数は、国際疾病分類をベースとした病名ごとに入院日数や医療の実施量により点数が包括的に定められています。国際疾病分類とは、国際的に統一して病名の番号を付けた分類表のことです。DPCではこの国際疾病分類をベースに診断群を作成し点数が定められています。

②一部負担金

一部負担金についてはこれまでの説明でも再三にわたり登場していますが、患者さんが医療機関へお支払いになるお金の事を言います。このことを専門的には、患者負担率と叫びます。詳細は次頁の図を参照してください。

このように皆さんがお持ちの保険証によって細かく定められています。

社会保険や国民健康保険の単独なのか？

老人保健の受給対象者か？

公費負担の対象者か？

医療保険制度の体系と患者負担割合（2018年８月現在）

<table>
<tr><th colspan="3" rowspan="2">公的医療保険の種類</th><th rowspan="2">対象者</th><th colspan="2">患者負担割合</th><th rowspan="2">法別番号</th></tr>
<tr><th>本人
（被保険者・組合員
・世帯主</th><th>家族
（被扶養者）</th></tr>
<tr><td rowspan="8">被用者保険</td><td rowspan="3">健康保険</td><td>全国健康保険協会管掌健康保険（協会けんぽ）</td><td rowspan="2">一般被用者とその家族</td><td rowspan="7">70歳未満
3割

70～74歳
現役並み所得者以外
2割
現役並み所得者
3割</td><td rowspan="7">70歳未満
3割
※未就学児
2割
（※1）

70～74歳
2割
※現役並み所得者
3割
（※2）</td><td>01</td></tr>
<tr><td>健康保険組合管掌健康保険</td><td>06</td></tr>
<tr><td>日雇特例被保険者の保険</td><td>日雇労働者とその家族</td><td>03、04</td></tr>
<tr><td>船員保険</td><td>業務外（保険者は全国健康保険協会）</td><td>船員とその家族</td><td>02</td></tr>
<tr><td>共済組合</td><td>国家公務員・地方公務員・私立学校他</td><td>公務員・私立学校の教職員とその家族</td><td>31～34</td></tr>
<tr><td colspan="2">特定健康保険組合</td><td>特例退職被保険者</td><td>63</td></tr>
<tr><td colspan="2">特定共済組合</td><td>特例退職組合員</td><td>72～75</td></tr>
<tr><td colspan="2">自衛官等の療養の給付（自衛官診療症）</td><td>自衛官本人</td><td>3割</td><td>家族は、防衛省共済組合適用</td><td>07</td></tr>
<tr><td rowspan="2">国民健康保険</td><td colspan="2">一般被保険者</td><td>自営業者等、被用者保険に加入していない一般住民</td><td>70歳未満
3割

70～74歳
2割</td><td>70歳未満
3割
※未就学児
2割

70～74歳
2割
※現役並み所得者
3割</td><td>－</td></tr>
<tr><td colspan="2">退職被保険者</td><td>被用者保険の65歳未満の退職者とその家族</td><td colspan="2">3割</td><td>67</td></tr>
<tr><td colspan="3">後期高齢者医療制度</td><td>75歳以上の人及び65歳以上の一定の障害の状態にある人</td><td colspan="2">75歳以上　1割
※現役並み所得者　3割</td><td>39</td></tr>
</table>

※1）「未就学児」とは、6歳未満（義務教育就学前）の児童のこと。
※2）「現役並み所得者」とは、・標準報酬月額28万円以上の者、・課税所得145万円以上の者等（例外あり）。
※3）平成26年4月1日までに70歳に達している方は1割。
※一部負担金で10円未満の端数は四捨五入し、10円単位で徴収する。

などによって窓口での支払い金額は大きく異なります。医療事務職員はこのような知識も基本的なこととして理解しておく必要があります。

③高額療養費制度

医療機関において診療を受けた場合に、1ヵ月に支払う自己負担金の上限が定められています。これを高額療養費制度と言います。

この高額療養費制度は、診療費のみが対象となります。したがって、入院治療を受けた場合などで発生する、食事療養費やベッド代の室料差額(本人の希望により個室などに入った場合に発生します)などは対象となりません。

また皆さんが加入している医療保険によって制度の一部が異なります。被用者保険の場合は、いったん、医療機関では一部負担金の全額を支払い、その領収書を持って保険証を発行している保険者に申請し差額分が還付されます。

これに対し、国民健康保険では、市町村によって委任払い制度があります。この委任払い制度については、医療機関におおよそ掛かる医療費を記載してもらい、事前に保険者へ申請しておくことにより、医療機関の窓口でも高額療養費の対象となる部分の支払いはしなくてもいいことになります。これらの制度については、保険者によって内容が異なりま

70歳以上の自己負担限度額

【現行】（2021年4月現在）

<table>
<tr><th colspan="2" rowspan="2">所得区分</th><th colspan="2">自己負担限度額（月額）</th></tr>
<tr><th>外来
（個人単位）</th><th>外来・入院
（世帯単位）</th></tr>
<tr><td rowspan="3">①現役並み所得者</td><td>現役並みⅢ
年収約1,160万円～
（標準報酬月額83万円以上）</td><td colspan="2">252,600円＋（総医療費－842,000円）×1%
【多数回該当:140,100円】</td></tr>
<tr><td>現役並みⅡ
年収約770万円～約1,160万円
（標準報酬月額53万円～79万円）</td><td colspan="2">167,400円＋（総医療費－558,000円）×1%
【多数回該当:93,000円】</td></tr>
<tr><td>現役並みⅠ
年収約370万円～約770万円
（標準報酬月額28万円～50万円以上）</td><td colspan="2">80,100円＋（総医療費－267,000円）×1%
【多数回該当:44,400円】</td></tr>
<tr><td colspan="2">②一般所得者
年収156万円～約370万円
（標準報酬月額26万円以下）</td><td>18,000円
（年間上限144,000円）</td><td>57,600円
【多数回該当:44,400円】</td></tr>
<tr><td rowspan="2">③低所得者</td><td>Ⅱ　住民税非課税世帯</td><td rowspan="2">8,000円</td><td>24,600円</td></tr>
<tr><td>Ⅰ　住民税非課税世帯
（年金収入80万円以下など）</td><td>15,000円</td></tr>
</table>

70歳未満の自己負担限度額

【現行】（2021年4月現在）

所得区分	自己負担限度額（月額）	多数回該当
①区分ア 年収約1,160万円～ （標準報酬月額83万円以上）	252,600円＋（総医療費－842,000円）×1％	140,100円
②区分イ 年収約770万円～約1,160万円 （標準報酬月額53万円～79万円）	167,400円＋（総医療費－558,000円）×1％	93,000円
③区分ウ 年収約370万円～約770万円 （標準報酬月額28万円～50万円）	80,100円＋（総医療費－267,000円）×1％	44,400円
④区分エ 年収約370万円以下 （標準報酬月額26万円以下）	57,600円	44,400円
⑤区分オ 被保険者が住民税非課税 （低所得者）	35,400円	24,600円

※総医療費とは保険適用される診療費用の総額（10割）。
※過去1年間に、3回以上、上限額に達した場合は、4回目から多数回該当となり、上限額が下がる。
※「区分ア」または「区分イ」に該当する場合、市区町村民税が非課税でも、標準報酬月額での「区分ア」または「区分イ」の該当となる。

す。実際に対象になりそうな場合は、事前に確認するようにしましょう。

本来、医療機関でも案内をすることが望ましいのですが、積極的に案内をしているケースは少ないようです。これにはいくつかの理由がありますが、医療事務職員としては患者さんに質問されても困らないように知識を持つことが必要です。

④入院時食事療養費

入院して治療を受ける場合は、院内にて食事の提供を受けることになります。これを入院時食事療養費と言います。かなり以前は、入院で提供される食事についても診療費に含まれていましたが、現在は、診療費とは別に支払うことになっています。

患者さんが医療機関で支払う費用は、次頁表①のように定められています。これはあくまで医療機関に患者さんが支払う費用であって医療機関が得られる費用の全額ではありません。医療機関は、患者さんに食事を提供した場合、表②のような費用を算定することになります。

入院時食事療養費は「入院時食事療養費Ⅰ」と「入院時食事療養費Ⅱ」の2つに分かれています。

表をご覧いただくとおわかりになるように「入院時食事療養費Ⅰ」を届けている医療機

入院時の食事に係る標準負担額

表① 入院時の食事に係る標準負担額(1食につき)

一般・老人 ※指定難病患者・小児慢性特定疾病児童等　200円 ・精神病床入院患者 (注1)		460円
低所得者(Ⅱ)(住民税非課税世帯等)		
	過去1年間の入院日数が90日以内	210円
	過去1年間の入院期間が90日超	160円
低所得者Ⅰ(70才歳以上のみ)(老齢福祉年金受給権者)		100円

注)食事療養費の額が標準負担額に満たない場合は、当該食事療養費の額を徴収する。
注1:2015年4月1日以前から2016年4月1日まで継続して精神病床に入院している患者。

表② 入院時食事療養費

入院時食事療養(Ⅰ) (1食につき)	(1)(2)以外の場合※	640円
	(2)流動食のみを経管栄養法で提供する場合※	575円
特別食加算　(1食につき)	(1日につき3食を限度)	76円
食堂加算　(1日につき)		50円
入院時食事療養(Ⅱ) (1食につき)	(1)(2)以外の場合※	506円
	(2)流動食のみを経管栄養法で提供する場合※	450円

※平成30年4月現在

※1日につき3食を限度

関のほうが高い金額を請求することができます。
では、実際の計算方法を見てみましょう。

〔例1〕「入院時食事療養費Ⅰ」を届けている医療機関に10日入院し、1日3食の食事の提供を受けた。また、そのうち10食は糖尿病に対する特別食の提供であった。

・食事費用
1食640円×3食／日＝1920円
1920円×10日＝1万9200円
76円（特別食）×10食＝760円
1万9200円＋760円＝1万9960円

医療機関が請求できる食事療養費は、1万9960円となります。
このうち、患者さんに負担していただく費用は、
460円×30食＝1万3800円となります。

〔例2〕「入院時食事療養費Ⅰ」を届けている医療機関に10日入院し1日3食の食事の提供を受けた。

・食事費用
1食640円×3食／日＝1920円
1920円×10日＝1万9200円

医療機関が請求できる食事療養費は、1万9200円となります。
このうち、患者さんに負担していただく費用は、

460円×30食＝1万3800円となります。

この計算をみて何か気付かないでしょうか？
〔例1〕では、特別食が提供されているため、医療機関が請求できる金額は1万9960円となっています。それに対して〔例2〕は、特別食の提供がされていないため、

1万9200円となっています。しかし、患者さんが負担する費用は同額なのです。

食事療養費の患者負担については、食事の内容にかかわらず一定となります。このことは、食事療養費ⅠとⅡでも当てはまります。食事療養費ⅠとⅡでは、医療機関が請求できる費用が異なりますが、患者さんが負担する金額は同じです。

食事に対する加算は、特別食加算以外にも、食堂加算などがあります。また、選択メニューを提供した場合などは、「特別メニューの食事」として患者さんから別途に費用を徴収することも認められています。

医療事務職員としては、実際の食事代や患者さんの負担に関する知識だけでなく、医療機関がおこなう届出などについても理解する必要があると言えます。

⑤レセプト用紙の記載法

医療機関が保険診療をおこなった際に必ず作成し提出しなければならないのがレセプト、すなわち診療報酬明細書です。かなり以前は、用紙サイズもB5で保険によって用紙の色や線も異なっていましたが、現在は、A4サイズで白色に黒字黒線に統一されています。レセプトの様式は、入院と外来で異なります。176～178頁は、医科と調剤で使用する様式です。病院や調剤薬局ではこれらの用紙を使用してレセプトを作成します。

〔外来レセプト用紙の記載ポイント〕

①受診者の基本情報（氏名・生年月日・性別・保険者番号・記号番号など）を記載します。

②患者さんの傷病名を記載します。主に治療している病気を上位に記載することが多く、これを主病として表記します。また、診療開始日や終了日及び転帰（治癒、中止、死亡など）についても記載することになっています。

③摘要欄と言いますが、診療の内容を細かく記載します。ここに記載される名称はすべて診療報酬点数表に掲載されている名称を用いないといけません。

④点数欄になります。摘要欄に記載した診療に係わる点数を、各区分ごとにまとめて記載します。

⑤合計点数欄です。受診者がこの医療機関で受けた診療の合計点数が記載されます。

〔入院レセプト用紙の記載ポイント〕

⑥外来レセプト用紙と異なり食事の欄が設けられています。受診者が医療機関から提供された食事について、点数ではなく金額で記載します。

医科外来レセプト用紙

診療報酬明細書
（医科入院外）

令和　年　月分

都道府県番号　医療機関コード

1 医科	1 社・国 2 公費	3 後期 4 退職	1 単独 2 2併 3 3併	2 本外 4 六外 6 家外	8 高外9 0 高外7

保険者番号	
給付割合	10　9　8 7（　）
被保険者証・被保険者手帳等の記号・番号	（枝番）

公費負担者番号①		公費負担医療の受給者番号①	
公費負担者番号②		公費負担医療の受給者番号②	

氏名	① 1男　2女　1明　2大　3昭　4平　5令　・　・　生	特記事項
職務上の事由	1 職務上　2 下船後3月以内　3 通勤災害	

保険医療機関の所在地及び名称

（　床）

傷病名	(1) (2) (3) ②	診療開始日	(1)年　月　日 (1)年　月　日 (1)年　月　日	転帰	治ゆ　死亡　中止	診療実日数 保険　日 公費①　日 公費②　日

		公費分点数
⑪ 初診	時間外・休日・深夜　回　点	
⑫ 再診	再診　×　回 外来管理加算　×　回 時間外　×　回 休日　×　回 深夜　×　回 ③	④
⑬ 医学管理		
⑭ 在宅	往診　回 夜間　回 深夜・緊急　回 在宅患者訪問診療　回 その他 薬剤	
⑳ 投薬	㉑ 内服 薬剤　単位 調剤　×　回 ㉒ 屯服 調剤　単位 ㉓ 外用 薬剤　単位 調剤　×　回 ㉕ 処方　×　回 ㉖ 麻毒　回 ㉗ 調基	
㉚ 注射	㉛ 皮下筋肉内　回 ㉜ 静脈内　回 ㉝ その他　回	
㊵ 処置	回 薬剤	
㊿ 手術麻酔	回 薬剤	
⑥⓪ 検査	回 薬剤	
⑦⓪ 画像診断	回 薬剤	
⑧⓪ その他	処方せん　回 薬剤	

療養の給付	請求	※決定	
保険	点	点 ⑤	一部負担金額　円 減額　割(円) 免除・支払猶予
公費①	点	※　点	円
公費②	点	※　点	円

※高額療養費	※公費負担点数	※公費負担点数
円	点	点

医科入院レセプト用紙

診療報酬明細書
（医科入院）

令和　年　月分

都道府県番号　医療機関コード

1 医科	1 社・国 2 公費	3 後期 4 退職	1 単独 2 2併 3 3併	2 本入 4 六入 6 家入	8 高入一 0 高入7

保険者番号　｜　給付割合 10 9 8 7（ ）

公費負担者番号①　｜　公費負担医療の受給者番号①
公費負担者番号②　｜　公費負担医療の受給者番号②

被保険者証・被保険者手帳等の記号・番号　（枝番）

区分　精神　結核　療養　｜　特記事項

氏名　1男　2女　1明　2大　3昭　4平　5令　・　・　生

職務上の事由　1 職務上　2 下船後3月以内　3 通勤災害

保険医療機関の所在地及び名称　（　床）

傷病名	診療開始日	転帰	診療実日数
(1)	(1) 年 月 日	治ゆ　死亡　中止	保険　日
(2)	(1) 年 月 日		公費①　日
(3)	(1) 年 月 日		公費②　日

区分	内容		公費分点数
⑪ 初診	時間外・休日・深夜　回	点	
⑬ 医学管理			
⑭ 在宅			
⑳ 投薬	㉑ 内服	単位	
	㉒ 屯服	単位	
	㉓ 外用	単位	
	㉔ 調剤	日	
	㉖ 麻毒	日	
	㉗ 調基		
㉚ 注射	㉛ 皮下筋肉内	回	
	㉜ 静脈内	回	
	㉝ その他	回	
㊵ 処置		回	
	薬剤		
㊿ 手術麻酔		回	
	薬剤		
60 検査		回	
	薬剤		
70 画像診断		回	
	薬剤		
80 その他		回	
90 入院	入院年月日　年　月　日		
	病 診　90 入院基本料・加算	点	
	× 日間		
	× 日間		
	× 日間		
	× 日間		
	× 日間		
	92 特定入院料・その他		

※高額療養費	円	※公費負担点数　点
		※公費負担点数　点
97 食事・生活　基準	円 × 回	基準（生）　円×　回
特別	⑥ 円 × 回	特別（生）　円×　回
食堂	円 × 日	減・免・猶・Ⅰ・Ⅱ・3月超
環境	円 × 日	

療養の給付	請求	※決定	負担金額	食事・生活療養	回	請求	※決定	（標準負担額）
保険	点	点	円　減額 割(円) 免除・支払猶予	保険	回	円	円	円
公費①	点	※　点	円	公費①	回	円	※　円	円
公費②	点	※　点	円	公費②	回	円	※　円	円

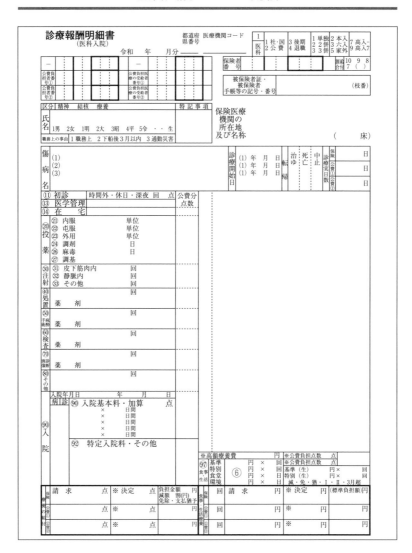

調剤レセプト用紙

調剤報酬明細書

令和　　年　　月分

都道府県番号　薬局コード

4 調剤	1 社・国 2 公費	3 老人 4 退職	1単独 22併 33併	2本外 4六外 6家外	8高外－ 0高外7

保険者番号	
給付割合	10 9 8 7( )
被保険者証・被保険者手帳等の記号・番号	(枝番)

公費負担者番号①		公費負担医療の受給者番号①	
公費負担者番号②		公費負担医療の受給者番号②	

氏名　1男　2女　1明　2大　3昭　4平　5令　.　.　生

職務上の事由　1職務上　2下船後3月以内　3通勤災害

特記事項

保険薬局の所在地及び名称

保険医療機関の所在地及び名称

保険医氏名　1.　2.　3.　4.　5.　6.　7.　8.　9.　10.

受付回数	
保険	回
公費①	回
公費②	回

都道府県番号　点数表番号　医療機関コード

医師番号	処方月日	調剤月日	処方 医薬品名・規格・用量・剤型・用法	単位薬剤料	調剤数量	調剤報酬点数 調剤料	薬剤料	加算料	公費分点数
	.	.		点		点	点	点	点
	.	.							
	.	.							
	.	.							
	.	.							
	.	.							
	.	.							
	.	.							
	.	.							
	.	.							
	.	.							
	.	.							
	.	.							
	.	.							
	.	.							
	.	.							
	.	.							
	.	.							
	.	.							
	.	.							
	.	.							
	.	.							
	.	.							
	.	.							
	.	.							

摘要	
※高額療養費	円
※公費負担点数	点
※公費負担点数	点

	請求 点	※決定 点	一部負担金額 円	調剤基本料 点	時間外等加算 点	薬学管理料 点
保険			減額　割(円)　免除・支払猶予			
公費①	点	※ 点	円	点	点	点
公費②	点	※ 点	円	点	点	点

このように記載方法については、「明細書の記載要領」というものに定められています。この記載方法を間違えて提出すると各審査機関からレセプトが返戻されたり、場合によっては後日審査機関に出向き修正をしないといけません。

最近は、医事コンピュータを使用して作成する医療機関がほぼ100%となっているため記載方法を間違えるといったことは少なくなっていますが、窓口業務の患者登録でも述べたように、入力を間違えてしまうと当然のことながら間違えたデータが反映されてしまいます。このようなことは医療事務職員としては最低限クリアしないといけない事柄と言えるでしょう。

⑥領収書

以前は、医療機関によって様々な領収書を交付されていましたが、現在は、記載する内容も定められました。「保険医療機関等は、医療費の内容のわかる領収書（診療報酬点数表の各部単位で金額の内訳のわかるもの）を無償で提供しなければならない」や「患者から求めのあったときは、保険医療機関等は患者にさらに詳細な医療費の内容がわかる明細書の発行に努めるよう促すこととする」というふうに規定されています。

診療報酬点数表の各部単位とは、レセプトの算定区分を指しています

領収書

領　　収　　証

患者番号	氏名
	様

請求期間（入院の場合）
平成　年　月　日～平成　年　月　日

受診料	入･外	領収書No.	発行日	費用区分	負担割合	本･家	区分
			平成　年　月　日				

保険	初･再診料	入院料等	医学管理等	在宅医療	検査	画像診断	投薬
	点	点	点	点	点	点	点
	注射	リハビリテーション	精神科専門療法	処置	手術	麻酔	放射線治療
	点	点	点	点	点	点	点
	食事療養						
	円						

保険外負担	選定療養等	その他
	（内訳）	（内訳）

	保険	保険（食事）	保険外負担
合計	円	円	円
負担額	円	円	円
領収額合計	円		

東京都○○区○○　○−○−○
○○○病院　○○○○

領収印

区分の詳細は前出のレセプト用紙を参照。医療事務に精通していると、この領収書を見れば自分自身が受けた治療がどのような金額に反映されているかがわかり、間違いなども発見することができるでしょう。

そういった意味では、医療事務、特に診療報酬点数についての知識は、たとえ、その仕事に就かなかったとしても日常生活の中で役立つ知識と言えます。

⑦未収金

昨今の医業経営で、患者さんからお支払いいただく一部負担金などの未収が大きな問題となっています。

ほぼ１００％の医療機関に何らかの未収があると言っても過言ではありません。その総額は、数百億円にものぼる勢いです。

未収金の増大は医療機関経営にとって多大な影響をおよぼします。このようなことから医療事務職員は常に「未収を発生させない対応」を心がける必要があります。受付での対応方法で未収金が防げることも少なくありません。特に多く未収金が発生するのは、夜間などの時間外診療時と考えられます。

たとえば次のような場合、どのような対応をする必要があるでしょうか？

〔未収金発生事例1〕

深夜2時に体調不良を訴え独自で来院。診察をおこない薬を投与しました。会計の段階で保険証を持参していない旨申し出があり、夜間に対応した事務職員は、明日持参してもらうように伝え帰っていただくことにしました。

しかし、翌日その患者さんは一向に来院されません。結局この患者さんはこの日以降来院されず、未収金となってしまいました。

このケースの場合、いくつか対応方法に誤りが見受けられるようです。少し考えてみましょう。

〔問題点〕

◎受付時に保険証の確認をしていない可能性がある。

◎もし受付時に保険証を持参していないことが判明していた場合、今回の診療は自費になることを伝えて患者さんの了承を得ること。

◎会計時に全額の支払いができない場合、後日保険証を持参していただいた際に清算することを伝えて預かり金として妥当な金額を徴収する。

最低限上記のような対応はしておかないと未収金となる可能性が高くなります。さらに、できればしておきたいこととして、次のようなことが挙げられます。

〔対応法1〕診察申込書に記載されている内容を確認しておく

免許証などを確認し、コピーを取るか自宅に連絡し確認することも有効です。これは、もし未収になりそうな場合に、請求をおこなうために必要です。

意外にも、診察申込書に患者が虚偽の内容を意図的に記載する悪質なケースもあります。このような確認をしておかないと、請求する方法が完全に途絶えてしまい、診療費の全額を医療機関がかぶってしまうことになりかねません。

〔対応法2〕預かり金もお支払いいただけない場合は家族や同僚に連絡をとり持参してもらう

少し、厳しい対応のように思えるかもしれませんが、ここまで徹底した対応をしないと未収金を防ぐことは難しいと思われます。

では、次のようなケースはどうでしょうか？

〔未収金発生事例2〕

深夜1時に交通事故のため救急車で来院。診察、投薬、CTをしてもらいました。会計では、急なことで持ち合わせがないとの申し出がありました。事務担当者は次回来院時にお支払いいただくことを説明し、患者さんに帰っていただきました。

先ほどと似たようなケースですが、事務職員の対応に間違いはあるでしょうか？考えてみましょう。

〔問題点〕

できれば、自費診療分の費用を預かることができればベストな対応と言えますが、今回のケースでは特に問題はありません。理由は次の通りです。

◎交通事故のため救急車で来院している。

交通事故の場合は、多くのケースで自賠責保険を使います。したがって、保険会社から後日徴収することが可能となります。

また、救急車で来院していることから警察には必ず届出がおこなわれます。したがって住所などの確認がおこなえる可能性が高いと言えます。

次に交通事故という点です。交通事故の場合、警察に事故届けを提出し、事故の証明をしてもらいます。

この証明を元に保険会社に連絡し自賠責保険を活用しますが、必ず診断書を提出しなければなりません。

今回のようなケースでは診断書を発行せずに帰っていただき、精算をしていただいてから診断書をお渡しするようにすれば、患者さんは必ず最低1回は来院をしなければいけません。

このように、来院している経緯や状況によって対応方法は異なります。昨今は、未収金が大きな問題になっていることから、以前は、警備当直として診療費の専門ではない方が当直しているケースが多く見られました。

しかし、最近では、夜間についても診療報酬や保険制度に精通している医療事務職員を配置する医療機関が増えています。

医療機関を取り巻く環境の変化から医療事務職員の重要性がますます高まっている一つ

の事例と言えます。

未収金を防ぐために医療機関ではさまざまな対策を講じています。今後、医療機関を受診した際、少し観察してみるとよいでしょう。

パート6

誰も教えてくれない
就活成功マニュアル

1

気になる勤務状況・給料について教えて

◎安定は抜群。給与アップを狙うにはスキルアップが必要不可欠

医療事務系に限らず、医師、看護師、薬剤師など医療系全般で給与は低下傾向にあります。これは、これまでも述べてきましたが、診療報酬の引き下げによる医業経営の圧迫が原因の一つと言えます。

医療事務系については、さらにアウトソーシングが進んでいることから直接雇用も減少傾向にあると言わざるを得ません。

しかしながら十数年前と比較すると労働条件についてはかなり改善されつつあると言えます。

レセプト期間（1日〜10日）については、どの医療機関でも残業が発生しますが、その他の日は比較的定時で勤務を終了している医療機関が多いように感じます。

◎（経営の）安定

安定という点では、まだ一般企業よりは高いと思います。

このことは、診療報酬の審査の項で説明しましたが、点数の引き下げがおこなわれ医業経営は厳しくなっていますが、確実に保険者から入金される仕組みが確立されていることから、一般企業と比較して、資金計画が立てやすい環境にあるためです。

保険者とは、保険証の種類によっては、民間に委託している場合もありますが、基本的には医療保険は国の管轄です。したがって、支払いが先方の都合で遅れるということはまず考えられません。

◎給与

派遣会社で一般職として勤務しているうちは決して他の業界と比較して水準が高いとは言えませんが、リーダー職や管理職になれば若干は改善されてくるでしょう。

給与については、ここまでの文章ではかなり悲観的な内容が多かったのですが、これまでも再三にわたり医療事務の必要性や業務範囲について述べてきたように、「質の高い医療事務職員」はどの医療機関でも高いニーズがあります。

現在の医療機関の状況から特に管理職（医事課長や事務長）のニーズはかなり高いと言えます。

医療事務系職員の人材紹介予定派遣などの医療機関側からのオーダーはほとんどがこの職種だといっても過言ではありません。

給与などを望むのであれば、まずは自身のスキルアップが必要不可欠であることを認識して努力しましょう。

実際は医療機関によりかなり給与形態が異なります。スキルが向上し、医事課長や事務次長、事務長などに昇格している場合などは、600万円以上の所得も珍しいことではなく、場合によっては1000万円を超えている方もいます。

やはり最終的には、医療機関にとってどれだけ価値のある人材になっているか、が給与額に反映されていると言えます。

2 どんな医療事務員が求められているのか

◎使命感、コミュニケーション能力など、求められる能力のレベルは高い

医療機関の経営が厳しいということは再三にわたり説明しましたが、質の高い職員はどの医療機関でも採用したいものです。医療機関の望む人物像とはどのような人でしょうか？

人事担当者が希望する人物像とは概ね次のような人物でしょう。

●使命感をもって取り組める人
●コミュニケーション能力の高い人
●柔軟な発想ができる人
●根気よく努力のできる人
●積極的に業務に取り組む人
●豊富な経験と知識を有する人
●明るい人

●好奇心旺盛な人

いくつ該当したでしょうか？

豊富な経験については新卒の場合不可能な項目ですが、その他の項目についてはひとつでも多く該当するように日々努力しましょう。

ただ、上記のような項目を見てもおわかりいただける通り、人事担当者は必ずしも経験と知識（スキル）だけで採用を決定しているとは限りません。

やはり医療機関の窓口という環境を考えると、明るく・笑顔で・ハキハキと応対ができ、他の職員とも上手にコミュニケーションが取れる人材を採用したいと考えるのが自然でしょう。

医療機関の募集では、数名の採用でも数十名、場合によっては１００名を超える応募者があります。採用試験は書類選考と面接という形態でおこなわれるケースが大半です。

書類選考を通過するためには経験、経験が無い場合は医療事務を勉強したという証が最低限必要です。

この部分は資格試験ということで何とかクリアできる可能性もあります。少なくとも履歴書に医療を勉強したということが記載されていなければ書類選考を通過することは極めて困難でしょう。

医療事務については業務独占（特定の資格がないと従事できない）されている業種ではありません。

そういう意味では、資格がないと働けないということはありません。

しかし、現実的には履歴書に何も記載されていなければ書類選考をクリアすることは困難です。

そういう意味では資格取得についても一定の意味と効果があると考えられます。

資格についてはパート３で解説していますので参照してください。

また、履歴書については写真も重要な要素になります。できるだけ前述した人事担当者が求めるような人物像イメージを持ってもらえる写真を添付しましょう。

書類選考を通過されれば、次は面接です。面接では、やはり上記のような人物像を見られるということになりますので事前に想定される質問については文章にするなど頭の中で整理することが必要です。このような準備をして普段どおりの自分を出せるようにしましょう。

3 まずは自分の希望する労働条件に合った医療機関の情報収集から！

◎医療機関の求人のほとんどは欠員募集

医療機関の就職は規模が大きな施設が良いとは限りません。

自分自身の性格や勤務エリア、雇用条件、業務内容などについて情報を確認して自分の希望する条件にあった医療機関を探し出し就職することが重要です。

「勤務してから自分の考えていた職場と違う」「給与が思っていたより少ない」——などが原因で早期に退職してしまうと、経歴にも傷がつき転職の際にも不利になります。

このようなことに陥らないためにも事前の情報収集はとても重要です。医療機関の求人はほとんどの場合が欠員募集です。概ね6月以降の求人が多くなります。また、個人でも情報収集をおこなう習慣を身につけましょう。

ハローワークやインターネットなどを活用することも有効でしょう。また、就職を考えている医療機関のホームページなどを確認することもお勧めします。求人情報が掲載されている場合もありますが、医療機関の特徴などについても確認できるでしょう。

4
応募したい医療機関で実習するチャンスを狙おう
◎即戦力がほしい病院は、実習生の中から採用者を決めることもある

医療機関の求人が欠員募集であることは既に述べましたが、学生の場合は9月頃には概ねの志望医療機関を決めることが必要です。

病院実習に行く場合などは、できることなら受験を考えている医療機関に実習に行くことが望ましいでしょう。学生だけでなく、基金訓練等の受講生についても現場実習に行く場合がありますので、実習に行く前におおよそどういう医療機関に就職したいのかをまとめておき実習医療機関との比較などをしてみることが効果的です。

医療機関の場合、即戦力的人材を採用したいと考えているケースが多いことから、実習生の中から採用者を決定している場合も多く見られます。

このことからもわかるとおり、できるだけ早期に情報収集をおこない、志望医療機関を絞り込み活動することが就職活動を優位に進めるポイントと言えます。

また、医療機関を受験する前に周囲の人にも相談し理解を得ることも重要です。

就職は自分自身が働く先を決めることですが、周囲の協力も必要不可欠です。学校の就職指導担当者とも十分話し合い受験先を決定するようにしましょう。

医療機関の求人は新卒採用枠を除けば欠員補充がほとんどです。したがって、年間を通じて採用の可能性がありますが、一般的な傾向としては賞与支給後の退職が多くなりますので、5月〜6月や10月〜11月くらいの時期に退職の申し出をして、それに応じて医療機関が求人を出すことになります。

この時期が比較的求人が多い時期と言えますので、転職・再就職をめざす人はこの時期に注意してチェックしておきましょう。

5

就職試験対策・その1

就職に対する心構え

◎なぜ、医療事務をめざすのか、そこをよく自分で考えておく

◎なぜ、医療事務をめざすのか

あなたが医療系職種を希望した理由は何でしょう?

おそらく何か理由があったはずです。

いろいろと学習する中で、さらに就職したいという意識が強くなった場合もあれば、なぜめざしたのかがわからなくなっている人もいることでしょう。

就職先を考える上で、再度、この部分を考えてみることが間違いのない就職をするためには必要です。

- **どのようなことに興味を持って勉強を始めたのか?**
- **勉強を進める上で興味を持ったことはどのようなものか?**
- **自分の希望する業務はどのようなものか?**

上記のようなことについて就職活動を始める前に必ず確認しましょう。

◎社会人とは何か？　何が求められるのか？　そこを考える。

就職すると責任や義務が発生します。
納税などもその責任の一つと言えます。
万が一、社会のルールに違反した場合は、罰則が与えられることになります。
社会人となれば社会のルールにのっとって行動することが必要です。
また、次のようなことにも注意する必要があるでしょう。

●身だしなみ

社会人として見だしなみはとても重要です。
第一印象がその後の人間関係を大きく作用することになります。
特に医療機関では、清潔感にも配慮する必要があります。

●表情

医療機関に来院する人は身体的または精神的に病んでいる人がほとんどです。明るくハキハキと会話ができるように練習しましょう。

●挨拶

コミュニケーションの第一歩が挨拶といっても過言ではありません。職場の職員だけではなく、来院する患者さんに対しても気持ちの良い挨拶ができるようにしましょう。

●言葉づかい

人とのコミュニケーションの手段として活用されるのが言葉です。正しい丁寧語・謙譲語・尊敬語などを使い分けられるようになりましょう。

●態度

日常生活をしていると良いことも悪いことも起こります。医療機関で勤務する場合は、どのようなことがプライベートであったとしても、態度に出してしまうと社会人として失格です。職場に入る前には、リセットして業務に取り組むようにしましょう。

6

就職試験対策・その2

自己分析

◎自分は大きな職場に合ってる？　それとも小さな職場のほうが良い？

医療機関への就職を考える上で、自己を知ることはとても重要です。

たとえば、小規模な医療機関と大規模な医療機関に就職した場合ではどのような違いがあるでしょうか？

診療所など小規模な医療機関では勤務している職員も少ないことでしょう。仮に一緒に働く職員との人間関係がうまく構築できないとすれば、継続して勤務していくことは厳しくなるでしょう。

大規模な医療機関であれば、一人との関係がこじれても他の職員との関係がうまくいっていれば勤務を継続することは可能かもしれません。

しかし、これまでに解説したように、誰とも友好なコミュニケーションをとることが必要であることは言うまでもありません。

では、業務面からみてみましょう。

大規模な医療機関では患者数が多いことから各部門での業務量が多く、業務は細分化されています。したがって担当する業務範囲は狭いかもしれません。

たとえば、受付のみ、患者登録のみ、会計入力のみ、会計のみ、カルテ出しのみなどに分かれていることもあります。

これに対して診療所などの小規模な医療機関の場合は、大規模な医療機関と比較すると患者数も少ないため一人の職員がさまざまな業務をおこなう必要があります。

自分自身の性格などを把握し、自分に合った環境の中で勤務することは勤務を継続する上でとても重要と言えます。

7

就職試験対策・その3

就職試験の傾向と対策

◎多いのは一般常識・小論文・面接試験がある施設。自分の適性を理解することも大切

医療機関によって採用方法はまちまちですが、一般常識・小論文・面接などを実施している医療機関を多く見かけます。

特に面接については合否を大きく作用することになりますので十分な対策が必要です。小論文や面接では医療にまつわるテーマが出題されますので、日常から新聞やインターネットを活用して医療関連記事には目を通しておきましょう。

また、記事の内容を把握するだけではなく自分なりの意見を整理しておくことも重要です。

◎履歴書の書き方

医療機関に限らず就職をする場合、必ず応募書類を提出します。この提出書類は、履歴書意外にも、卒業見込み証明書、成績証明書、健康診断書などを提出することになります。

ここでは履歴書の記載方法を確認しましょう。

最近は、パソコンを使用した履歴書を提出する場合も多くなりましたが、今回は手書きの履歴書について解説します。

全体的な注意点としては、次のようなものが挙げられます。

①誤字や脱字

誤字や脱字は論外です。

怪しい文字などは必ず確認して正確に記載してください。

また、修正液を使うこともルール違反です。誤って記載した場合は、最初から書き直すようにしましょう。

②筆記用具

鉛筆で書く人はまさかいないでしょう。

一般的には、黒の万年筆やボールペンを使用します。

ボールペンの場合、油性のものはムラがでることがあるので履歴書の記載には適しません。

③癖字や乱筆

字の上手下手は問題ではありません。
丁寧に読みやすく記載することが重要です。

④記入方法の注意点

・日付欄……一般的に履歴書を提出する日を記載します。
・氏名欄……正確にはっきりと記載します。振り仮名についても同様に苗字と氏名は間隔をとりわかりやすく記載しましょう。
・写真………写真は決められたサイズにしたがって適正な大きさにしましょう。また、裏に氏名や学校名を記載しておきましょう。写真はあなたのイメージを印象付ける大きなパーツになります。スナップ写真などはできるだけ避け正式な写真を撮りましょう。服装に関してはいうまでもなく制服や正装が基本です。写真は3ヵ月以内に撮ったものが有効となります。
・生年月日…生年月日は履歴書を提出する時点での満年齢を記載します。また、「西暦」「元号」のいずれで記載するかも統一しましょう。

・住所………都道府県からマンション名や部屋番号まで省略せずに記載します。電話番号
　　　　　　についても市外局番などを省略しないようにしましょう。自宅の電話以外に
　　　　　　も連絡先がある場合は併せて記載することが望ましいでしょう。

◎学歴

学歴は中学校卒業から記載することが一般的です。

高等学校以降の学歴は、入学・卒業とも年次を記載します。

年次については間違えやすい項目です。必ず確認して記載しましょう。

万が一、間違った年号が記載されている場合、詐称ととられる場合もあり不採用になることもありますので注意しましょう。

学校名は公立や私立などについても正確に記載することが必要です。

入学と同様の学校であっても同なども使用できません。

最後の行には「以上」と記載することになっており右端に記載します。賞罰については記載しない人が多いですが、賞に関してはアピールする材料になりますので積極的に記載しましょう。

◎**資格・免許**

資格・免許欄は取得した順番に記載することが一般的です。

民間資格の場合は、団体名も正確に記載しましょう。

職業に関連する多くの資格や検定試験が記載されているとイメージはいいものでしょう。仮に直接仕事に関係しない資格であってもあなたの人物を表すことになりますので記載することが望ましいでしょう。

記載する資格がない場合は、空白は避け、「○○○試験受験予定」や「○○○試験勉強中」と記載しておくといいでしょう。

◎**志望動機**

（例）志望の動機

貴院は在宅医療や救急医療にも積極的に取り組まれ地域医療に多大に貢献されており、地域にとって必要不可欠な医療機関だと実習などを通じて感じました。私自身、医療などを学習するにつれて、貴院のような医療機関にて勤務したいと常々考えておりました。私が現時点までに学習したことはほんの一部分に過ぎないと思いますが、さらに継続して努力しさまざまな知識を習得し、貴院の一員として地域医療に貢献させていただきたいと考え、応募しました。


志望動機は自分自身の積極性をアピールできる箇所です。

あなたの正直な気持ちを素直に記載することも必要ですが、医療機関が望んでいる人材はどのような人物か？　を考え自分がどのように貢献できるかを記載するといいでしょう。

また、志望した理由が「給与などの条件が良い」「休暇が多い」「通勤に便利」「福利厚生が充実している」など個人に有利な動機を記載することはマイナスの印象を与えることがありますので注意しましょう。

◎小論文

就職試験では、小論文がよく出題されます。

では、小論文と作文の違いを理解しているでしょうか？

作文とは、個人的な経験などについて出題されることが一般的です。

したがって比較的自由に書けるのが作文と言えます。

これに対して小論文とは論文です。作文は個人的観点で記載されるのに対して小論文は社会的観点から記載されています。

小論文に求められるのは、客観性や論理性となります。出題されたテーマに対して決められた字数で端的に記載できればいいと言えます。

内容的には、身近な事例などを取り上げて結論づけることが理想です。

また漢字などについても注意が必要です。年齢的に書けるはずの漢字がひらがなになっている場合など減点の対象となります。

小論文の作成を繰り返し練習し、よく活用する漢字については確認しておくことも必要でしょう。

文章の書き方としてはいわゆる「です・ます」調で記載するよりも「だ・である」調が小論文では望ましいと言えます。論調は最初から最後まで統一することも重要です。

です・ます調や、である調が混在している場合も減点の対象となります。一人称についてては男女とも「私」で統一しておきましょう。

次に字数ですが、多くの場合は８００字とされていることが多いと思います。原稿用紙二枚ですが、最低でも80％以上は記載しましょう。

できることなら90％以上が望ましいと言えます。仮に少なすぎると十分に論じていないと判断され減点される場合もあります。

では、評価の低い論文とはどのようなものでしょうか？

■評価の低い小論文とは？

× 出題されている内容と異なったことが記載されている。

× 個人の主張ではなく一般論を記載している。

× 反社会的な文章

このような小論文は読み手の印象が悪くなりますので注意しましょう。自信を持ってわかりやすく書くことがポイントです。

以上が小論文の記載の仕方です。いろいろなテーマで記載する練習をしましょう。

◎一般常識

公務員試験などを受験する場合などに一般常識試験がおこなわれます。

また、応募者が多い場合などにも一般常識問題を出題する場合があります。

筆記試験がおこなわれる場合は、公務員試験に出題されている問題などは必ず解いておく必要があります。

医療機関の就職試験では、医療に関する出題も考えられます。基本的な部分としてカルテで用いられる用語などについては事前に確認しておくことが必要です。代表的なものを記載しますので確認しておきましょう。

①次の語句の略語を記載しましょう。

1）糖負荷試験（　　　）

2）膵機能テスト（　　　）

3）脳波検査（　　　）

4）慢性関節リウマチ（　　　）

5）心エコー（　　　）

②次の漢字の読みを記載しましょう。

1）吻合（　　　）

2）観血的（　　　）

3）憎悪（　　　）

4）喀痰（　　　）

5）胃瘻（　　　　　　）

③次のひらがなを漢字で記載しましょう。

1）ぶんべん（　　　　　　）

2）いかいよう（　　　　　　）

3）ちんつうざい（　　　　　　）

4）ざそう（　　　　　　）

5）ちょうへいそく（　　　　　　）

【解答】

①次の語句の略語を記載しましょう。

1）糖負荷試験（GTT）

2）膵機能テスト（PFD）

3）脳波検査（EEG）

4）慢性関節リウマチ（RA）

5）心エコー（UCG）

②次の漢字の読みを記載しましょう。

1）吻合　（ふんごう）
2）観血的　（かんけつてき）
3）憎悪　（ぞうお）
4）喀痰　（かくたん）
5）胃瘻　（いろう）

③次のひらがなを漢字で記載しましょう。

1）ぶんべん　（分娩）
2）いかいよう　（胃潰瘍）
3）ちんつうざい　（鎮痛剤）
4）ざそう　（挫創）
5）ちょうへいそく　（腸閉塞）

◎SPI

SPIとは適正検査のひとつで、Synthetic Personality Inventory の略語になります。総合人事評価のことを言います。

内容としては、能力検査と性格検査から構成されており、最も多く採用されている適性検査と言えます。

SPIは2013年に改定され現在はSPI3が実施されています。

SPIの能力適正検査は、言語能力検査（国語）と非言語能力検査（数学）の二種類に分類されています。

出題されている問題は、中学生の教科書レベルなので練習を重ねることで比較的解けるようになります。

性格適性検査は、行動側面・意欲的側面・情緒的側面・性格類型から測定されますが、行動的側面検査では社交的で行動的な性質か、思索的で粘り強い性質であるのかを測定しています。

意欲的側面では、目標を持つか、難問を活動的に解決する性質かどうか、などが測定されています。

情緒的側面では、ストレスを感じた時の気持ちの動きや精神的な安定性など観察しにくい内面を測定します。

性格的類型では、興味や関心の方向やものの見方について、環境との接し方について、判断の仕方について測定しています。３つの側面は、達成意欲や自発性など13段階の尺度により選択する形式になっています。

就職活動をする前にＳＰＩを練習し本番の試験で戸惑わないようにしましょう。

8

就職試験対策・その4

面接を突破する方法

◎人物が見られる。常日頃の生き方がものを言う

応募者の人物をみる上で一番重視されているのは面接だと言っても過言ではないでしょう。

小論文などでも内面的なあなたをみることはできますが、採用者に一番印象を残すのは間違いなく面接試験と言えます。

・職場に適正があるか?
・コミュニケーション能力は?
・言葉づかいは?

などなど採用担当者はありとあらゆる側面からあなたをみています。

次に面接を受けるにあたっての注意点を記載しますので、参考にして面接に挑みましょう。

◎面接形式

一般的に一番多くおこなわれているのが、個人面接でしょう。

個人面接は受験者が一人で面接官が一人以上の場合を言います。通常は15分程度ですが、面接官によっては30分に及ぶ場合もあります。

次に、応募者が多い場合などにおこなわれる集団面接があります。集団面接は応募者が複数で面接官も複数でおこなわれるのが通常です。

集団面接形式の場合、個人の評価以外にも他の応募者との比較が生じることになります。個人面接とは異なり、答える順番によっても対応方法が異なります。

仮に質問に対して考えていた内容を先に答えられてしまった場合など、個人面接とは違う対応方法が必要です。

最後に医療機関では比較的少ない面接方法ですが、討論型面接があります。これは複数の応募者に対してテーマが与えられ応募者同士で討論をするという形態です。この面接では個人面接や集団面接と比較し、指導力・積極性・協調性などがより明確にわかります。

グループの中でリーダーシップをとる必要はありませんが、必ず自分の意見を述べるようにしましょう。一度も発言しないことはほぼ採用に至らないと考えてもいいでしょう。

◎面接の注意点

①面接は自宅を出た段階から始まる

面接は、応募先に着いた段階でスタートしているのではありません。応募先に行く途中に面接官と会う可能性もあり、自宅を出た時点から行動などには注意する必要があります。万が一、あなたの何気なく取った行動が反社会的な行動（ごみを道端に捨てる・認められていない場所での喫煙など）であり、面接官が偶然にも見ていたとしたら間違いなく面接に影響することになります。

また、遅刻は論外です。事前に電車の乗り継ぎなどを確認し最低でも10分前には到着できるようにしましょう。

初めて行く場所では予定よりも時間がかかるものです。余裕をもって出かけるようにしましょう

②事前準備

面接は独特の環境にありとても緊張するものです。

なぜ緊張するのでしょう?

原因は、何を聞かれるかわからない？

自分に自信がない…などさまざまだと思いますが、事前に準備しておくことで緊張を軽減することができます。

まず、面接官は応募者から提出された履歴書などをみて質問を進めます。

したがって必ず事前に提出した書類を確認しておきましょう。

特に志望動機などの内容は応募先によって異なる内容を記載している場合もありますので特に注意が必要です。

次に応募先を知ることが必要です。応募を決めた段階でその医療機関のことは調べていると思われますので再度確認をしておきましょう。

最後に質問に対しての準備です。面接で何を聞かれるかわからない……このようなことが緊張を高める要因になります。

次のようなことは面接でよく聞かれる質問になりますので整理しておきましょう。

◎面接の質問には「本当に聞きたいこと」が隠されている

・なぜこちらの医療機関に応募されたのですか？

まずほとんどの面接で聞かれる質問でしょう。

この場合、履歴書に記載した志望動機をベースにわかりやすく完結にまとめて話すことが望まれます。

・医療機関（医療事務）に就職を考えたのはなぜですか？

前の質問とよく似ていますが、この質問は応募先医療機関ではなく、なぜこの職種を選んだのか？　が問われています。

入学した動機や勉強する中で興味を持った事柄などを整理しておきましょう。勉強した専門性を活かしたいからなどの解答では面接官の好感を得ることはできません。

・学校ではどのようなことを勉強しましたか？

比較的多い質問ですが、多くを説明するのではなく自分自身が一番興味を持って取り組んだ科目を中心に簡潔に説明しましょう。

・あなたの長所と短所は？

自分自身の性格や適正を理解しているかが問われています。

的確に説明できるように考えておきましょう。

特に短所については放置しているのではなく、日々改善できるように努力しているということも加えるといいでしょう。

・**最近読んだニュースは?**

新聞などのニュースは毎日目を通す習慣を身に付けておきましょう。

医療機関での就職を希望するのであれば、医療関連記事については必ず関心を持ち、絶えず情報収集をする姿勢が必要です。このことは医療機関に就職した際にも重要になります。

・**最後に質問はないですか?**

特に質問することがなければ無理に質問する必要はありません。

その場合は、「十分ご説明いただきましたので一通り理解させていただきました。有難うございます」と挨拶をしましょう。

質問する場合でも、残業や給与、休暇などに関する質問は面接官にいい印象を与えない可能性がありますので注意しましょう。

◎服装について

リクルートファッションが基本となります。清潔感が一番のポイントになりますが服装以外にも爪や無精ひげ、髪型、女性であればメイクにも注意しましょう。

具体的には次のような点に注意しましょう。

・スーツ……紺かグレーが基本。女性の場合は、パンツでもスカートでも可。
・ネクタイ……シンプルなデザイン。華美すぎないもの。
・シャツ……白が望ましい。しわなどに注意。
・時計……高価なものである必要はありませんが、必ず身につけましょう。
・かばん……手ぶらで面接に挑むことは避けましょう。筆記用具やノートなどは必ず携帯しましょう。
・靴……黒の革靴が基本です。スニーカーや布製のものは好ましくありません。
・メイク……眉毛は太すぎず細すぎず。極端すぎる形は避けましょう。アイシャドウは控えめにしましょう。口紅はオレンジやピンク系の赤が理想です。ファンデーションの塗りすぎは好印象を与えません。自然さを重視しましょう。

入室から退出までの面接の流れ

①順番がきたら面接室をノックする

←

②面接官からの入室指示があってからドアを開けます

←

③慌てず静かに入室し一礼し椅子まで進む

←

④立ったままで学校名・学部・氏名などを言い挨拶をする

←

⑤面接官から指示があってから着席

←

⑥質問開始

←

⑦質問終了

←

⑧立ち上がり面接官全員に挨拶とお辞儀

←

⑨ドアまで移動し軽く一礼

←

⑩退室

これが一般的な面接の流れになります。相手の目を見てお辞儀をするとにらんでいるように映りがちです。

自然にできるように繰り返し練習しましょう。緊張すると不自然な行動をとることがあります。きょろきょろとする、貧乏ゆすりなどにも注意が必要です。

あくまで自然体で面接に挑めるようにしましょう。

以上が面接の注意点になります。面接は、就職試験においてかなり重要な意味を持ちます。ロールプレイングなどで繰り返し練習し失敗のないように準備しましょう。

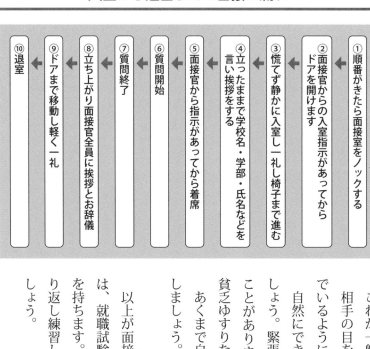

医療事務関連検定のご案内

著者が代表を務める一般社団法人日本医療報酬調査会では、医療事務関連の検定を実施しています。教育機関で学習されている方以外にも、本書などを活用し独学で学習されている方向けにオンラインを活用した在宅受験も可能になっていますのでご興味がある方は、当団体のホームページをご参照ください。

◎法人名　一般社団法人日本医療報酬調査会
◎所在地　兵庫県芦屋市岩園町23-45-203
◎ＵＲＬ　http://www.j-medical.org
※検定試験に関してのご質問は、HP内のお問い合わせホームよりお願いいたします。

●医療事務講座動画、テキストのご案内

著者が取締役を務める株式会社全国医療教育推進協会（株式会社イング子会社）では、医療事務関連の資格対策講座、職業訓練・各種団体講座への講師派遣、テキスト販売等を行っております。教育機関の方、独学で学習されている方にも当社サービスをご活用いただけます。ご興味がある方は、以下の株式会社イングホームページよりお問い合わせください。

◎法人名　株式会社イング　全国医療教育推進協会
◎所在地　大阪府大阪市北区梅田1-11-4大阪駅前第4ビル2Ｆ（株）イング内
TEL 06-6341-0181
◎ＵＲＬ　https://www.ing-edu.com/
【オンデマンド講座】
・『医科診療報酬レッスンブック』
・動画４５コマ　１８．５時間
【テキスト】
・『医科医療事務検定３級対策講座』
・初学者向け 練習問題トレーニング用

水口錠二（みずぐち・じょうじ）

1968年大阪府生まれ。医療コンサルタント。一般社団法人日本医療報酬調査会理事。医療機関勤務、医療系教育機関の事務局長を経て、独立。現在は医療コンサルタントとして活躍。医療事務等の検定試験もおこなっている。大学、専門学校等の多くの高等教育機関等で医療経営・医療法規に関する講義をおこなっている。また、医療機関の請求指導・業務改善、調査等のコンサルティング業務、書籍・雑誌等への執筆、講演、テレビ・ラジオのコメンテーターとしても活動中。主な著書は『いちばんやさしい「介護事務」超入門』（ぱる出版刊）、『賢者のためのCOPDバイブル』（幻冬舎刊）、『医者代クスリ代が半分になる方法』（ゴマブックス刊）、『よくわかる診療報酬算定の実務』『診療報酬算定の実務』（一般社団法人日本医療報酬調査会刊）など多数。

〈連絡先〉
〒659-0013　兵庫県芦屋市岩園町23-45　シャトル岩園203号
一般社団法人 日本医療報酬調査会
TEL　0797-61-8701　　http://www.j-medical.org
※質問指導はおこなっておりません。

夢《ゆめ》を叶《かな》える
「医療事務《いりょうじむ》のしごと」超入門《ちょうにゅうもん》

2021年7月15日　初版発行

著者　水《みず》口《ぐち》錠《じょう》二《じ》
発行者　和田智明
発行所　株式会社 ぱる出版

〒160-0011　東京都新宿区若葉1-9-16
03(3353)2835 — 代表　03(3353)2826 — FAX
03(3353)3679 — 編集
振替　東京 00100-3-131586
印刷・製本　中央精版印刷(株)

ISBN978-4-8272-1281-5　C2047